障害者の歯科治療

臨床編

一般社団法人 日本障害者歯科学会 編

永末書店

序

　一般社団法人日本障害者歯科学会では、障害者歯科臨床に携わる人材育成と教育内容の標準化を目的に障害者歯科学の教科書の編集・改訂を実施してきました。しかし、障害者歯科臨床では歯科疾患の病態以外に、同一障害であっても障害の程度や合併疾患の有無、患者自身の個性に加え、保護者・家族、その他の生活環境など、診療を進めるうえで配慮すべき点が症例ごとに異なるため、歯科治療に関する記述はこれまで総論的な内容に限定されていました。

　多様な背景をもつ障害者を対象とする歯科医療現場では、障害別、歯科疾患別に診断から治療とその後の管理までを、実際の症例をもとに解説した実践的な臨床編の出版が望まれていました。時を同じくして永末書店より障害者歯科学会編集による新しい企画出版の相談を受け、実践的な臨床編の出版を提案したことが本書誕生のきっかけとなり、日本障害者歯科学会から編集責任者として当時、副理事長であった緒方克也先生を推薦し、出版に向けての作業が始められました。

　本書は、障害者歯科臨床の第一線で活躍中の歯科医師、歯科衛生士の方々に、豊富な臨床経験のなかから地域医療の現場で経験しやすい典型的な症例や対応に苦慮した症例を提示していただき、臨床の場でヒントとなる配慮・工夫点さらには反省点などを交えて診断・治療から予後管理までの一連の診療過程について執筆していただいております。

　障害者の歯科診療で行動調整は、特別な配慮・工夫を要するきわめて重要な要素ですが、行動調整を大きく取り上げるとその記述で相当の誌面を割く必要があり、「障害者の歯科診療は行動調整がすべて」との誤解を招く懸念があるため、最小限の記述にとどめていただきました。障害特性や患者の個性、生活環境などを踏まえたうえで良質の歯科医療を提供するために、個々の症例をどのように分析・解釈して、どのような配慮や工夫をして診療を進めるかが読者に理解できるような内容となっています。

　本書は、障害者の歯科疾患の診断、治療計画の立案、治療の実際、予防処置、歯科保健指導、長期的管理計画の立案などについて章分けし、症例写真を提示して解説いただいたものを障害別、歯科疾患および診療内容別に分類しとりまとめた一般社団法人日本障害者歯科学会編集による『障害者の歯科治療 臨床編』です。現在、地域で実際に障害者歯科臨床に携わっている歯科医師、歯科衛生士の方々はもちろん、今後、地域において障害者歯科医療に関わっていただく方々にとってもすぐに役立つ臨床上のヒントが数多く盛り込まれている手引書としてご活用いただければ幸いです。

2018年5月

編集者を代表して
福田 理

本書によせて

　今回、一般社団法人日本障害者歯科学会編として、『障害者の歯科治療 臨床編』が発刊されることになりました。本会は昭和48年日本心身障害児者歯科医療研究会として発足し、昭和59年に現在の日本障害者歯科学会へと名称を変更しました。平成30年現在、約5,000余名の会員に支えられています。

　さて、この度上梓しました本書の最大の特徴は、単なる障害者歯科医療の説明にとどまらず、障害との関係で特別な配慮を要した歯科治療を、多くの臨床経験のなかから会員のスペシャリストの先生方に紹介していただいた点にあります。障害者の歯科治療の臨床編はわが国でも初めての企画で、ページをめくっていただけるとわかるとおり、処置が困難で治療計画に迷った症例も含めより実践的な内容や臨床のヒントとなっています。それゆえ、歯科医療システムを含め、障害者歯科診療の抱える課題はまだ多いと感じられるかもしれません。ただ、そのような状況でも、日本全国各地域で会員の歯科医師や歯科衛生士の諸氏は、それぞれに工夫されて任務を遂行されていることが本書の各ページに表れています。本書に編集された数々の経験が、次の時代の障害歯科医療の礎となり、多くの障害者の口腔の健康のために有益であることを信じ、障害者歯科の現場の方々だけでなく、すべての歯科医師、歯科衛生士に本書を推薦する次第です。本書を通じて、障害者歯科治療に大きな関心をもった歯科医師・歯科衛生士、歯科助手らが育成され、活躍されることを願います。

2018年8月

日本障害者歯科学会　理事長
弘中 祥司

編集・執筆者一覧

【編集】
一般社団法人日本障害者歯科学会

【編集委員】（五十音順）

秋山茂久	大阪大学歯学部附属病院障害者歯科治療部　病院教授
江草正彦	岡山大学病院スペシャルニーズ歯科センター　センター長・教授
小笠原 正	松本歯科大学障害者歯科学講座　教授
緒方克也	一般社団法人日本障害者歯科学会　顧問
野本たかと	日本大学松戸歯学部障害者歯科学講座　教授
福田 理	愛知学院大学歯学部小児歯科学講座　教授

【執筆者】（五十音順）

伊沢正行	松本歯科大学障害者歯科学講座　助手
石井里加子	九州看護福祉大学看護福祉学部口腔保健学科　教授
石倉行男	医療法人発達歯科会おがた小児歯科医院　院長
磯野員達	松本歯科大学障害者歯科学講座　助手
大島邦子	新潟大学医歯学総合病院小児歯科障害者歯科　講師
大谷亜紀子	岩手医科大学歯学部口腔保健育成学講座小児歯科学・障害者歯科学分野
岡田芳幸	広島大学病院障害者歯科　教授
長田 豊	長崎県口腔保健センター　診療部長
尾田友紀	広島大学病院障害者歯科　診療講師
梶 美奈子	北海道医療大学病院　歯科衛生士長
菊池和子	岩手医科大学歯学部口腔保健育成学講座小児歯科学・障害者歯科学分野　助教
久慈昭慶	岩手医科大学歯学部口腔保健育成学講座小児歯科学・障害者歯科学分野　准教授
熊谷美保	岩手医科大学歯学部口腔保健育成学講座小児歯科学・障害者歯科学分野　講師
小松知子	神奈川歯科大学大学院全身管理医歯学講座障害者歯科学分野　講師
重枝昭広	東京都立心身障害者口腔保健センター　副所長
図師良枝	豊田市こども発達センターのぞみ診療所小児歯科　歯科衛生士
鈴木智子	山梨口腔保健センター
鈴木康男	高知県歯科医師会歯科保健センター
関野 仁	東京都立心身障害者口腔保健センター　診療部治療室長
髙木信恵	医療法人発達歯科会おがた小児歯科医院　歯科衛生士
田中陽子	日本大学松戸歯学部障害者歯科学講座　専任講師
田上直美	長崎大学病院特殊歯科総合治療部　准教授
寺田ハルカ	医療法人発達歯科会おがた小児歯科医院　歯科衛生士
中神正博	加古川歯科保健センター
名和弘幸	愛知学院大学歯学部小児歯科学講座　特殊診療科教授
二宮静香	医療法人博仁会福岡リハビリテーション病院歯科　歯科係長
濱 陽子	広島口腔保健センター　副センター長
樋口雄大	松本歯科大学障害者歯科学講座　助手
平塚正雄	医療法人博仁会福岡リハビリテーション病院歯科　歯科部長
藤家恵子	加古川歯科保健センター
三浦 誠	横浜市歯科保健医療センター　診療部長
水野和子	京都歯科サービスセンター中央診療所　センター長
望月慎恭	松本歯科大学障害者歯科学講座　助教
安田順一	朝日大学歯学部口腔病態医療学講座障害者歯科学分野　准教授

目次

序 .... 福田 理
本書によせて .... 弘中 祥司

CHAPTER 1　う蝕の診断と治療、歯冠修復

1　障害児のう蝕治療①　治療の終わりは管理の始まり .... 石倉 行男　2
　　障害児のう蝕治療②　保隙のためのクラウンループは慎重に .... 大島 邦子　3
2　自閉スペクトラム症①　深在性う蝕に対する非侵襲性歯髄覆罩処置 .... 中神 正博　4
　　自閉スペクトラム症②　反芻による酸蝕症とう蝕の進行抑制は困難 .... 小松 知子　5
3　知的能力障害　反芻に起因した充填物の脱離に難渋した症例 .... 大谷 亜紀子、久慈 昭慶　6
4　Down 症候群　萌出途中からのう蝕予防の必要性 .... 安田 順一　7
5　脳性麻痺　多数歯う蝕の治療は治療計画がポイント .... 重枝 昭広　8
6　精神障害　精神障害児の多発う蝕への対応 .... 秋山 茂久　10

CHAPTER 2　抜歯の診療と処置

1　障害児の抜歯治療　下顎前歯の交換期は機をみて抜歯を .... 尾田 友紀　12
2　自閉スペクトラム症①　管理が困難な第二大臼歯の存在 .... 藤家 恵子　13
　　自閉スペクトラム症②　咬合関係のない智歯の抜歯 .... 安田 順一　14
3　知的能力障害①　清掃性と軟組織疾患を考慮した歯列外歯の抜歯 .... 大島 邦子　15
　　知的能力障害②　家庭の事情によって根管治療から抜歯に転向した症例 ... 菊池 和子、久慈 昭慶　16
4　難病　開口障害を伴う先天性表皮水疱症患者の歯科治療 .... 秋山 茂久　17
5　脳性麻痺①　萌出困難歯の抜歯の検討 .... 石倉 行男　18
　　脳性麻痺②　抜歯後に発生した悪性腫瘍 .... 鈴木 康男、江草 正彦　19
6　重症心身障害　誤嚥性肺炎を繰り返す重症心身障害者への歯科治療の注意点 ...... 野本 たかと　20
7　脳性麻痺　ポケット測定を怠ったことによる敗血症 .... 望月 慎恭、小笠原 正　21

CHAPTER 3　歯内療法の診断と処置

1　自閉スペクトラム症①　歯根未完成の深在性う蝕には生活歯髄切断法 .... 中神 正博　24
　　自閉スペクトラム症②　悪習癖が疑われ歯根周囲に炎症を呈した第一大臼歯 ... 熊谷 美保、久慈 昭慶　25
2　知的能力障害①　直接覆髄は感染を疑い一歩先の処置が必要 .... 重枝 昭広　26
　　知的能力障害②　日常の習癖が歯へ及ぼす影響 .... 小松 知子　27
3　Down 症候群　心内膜炎の予防を意識して抜歯を選択 .... 田中 陽子　28
4　脳性麻痺　不安感をなくすための工夫 .... 小松 知子　29

CHAPTER 4　歯の修復と補綴治療

1　歯冠補綴

1　自閉スペクトラム症①　悪習癖を考慮した歯冠形態が必要 .... 重枝 昭広　32
　　自閉スペクトラム症②　チェアータイムに制限を有した症例 .... 田上 直美　33
2　知的能力障害　咬合採得が困難な場合の工夫 .... 田中 陽子　34
3　Down 症候群①　抜歯の同意が得られない歯列外歯の補綴 .... 水野 和子　35
　　Down 症候群②　反対咬合の補綴 .... 安田 順一　36
4　脳性麻痺①　補綴物の咬頭干渉を小さくする .... 中神 正博　37
　　脳性麻痺②　前歯部切縁はメタルで被覆 .... 田中 陽子　38
5　重症心身障害　咬傷を伴う脳性麻痺患児への対応 .... 秋山 茂久　39

2　欠損補綴

1　自閉スペクトラム症　ブリッジ適応にあえて義歯で対応した症例 .... 重枝 昭広　40
2　知的能力障害①　義歯調整時に遭遇した悪性腫瘍 .... 鈴木 康男、江草 正彦　41
　　知的能力障害②　支台歯に 4/5 冠を用いた前歯ブリッジ症例 .... 大谷 亜紀子、久慈 昭慶　42
　　知的能力障害③　義歯装着後の継続的観察が必要だった症例 .... 田中 陽子　43
　　知的能力障害④　てんかん発作により欠損の補綴をブリッジで .... 鈴木 康男、江草 正彦　44

	3	Down 症候群① ストレスのない義歯作製と装着練習	鈴木 智子、小笠原 正	45
		Down 症候群② 歯周疾患後の審美性回復の補綴処置	田上 直美	46
		Down 症候群③ 進行した歯周疾患と有床義歯	尾田 友紀	47
	4	脳性麻痺① 可撤性局部義歯による機能回復	小松 知子	49
		脳性麻痺② 可撤性義歯の作製は強度を高めて咬合圧を分散	安田 順一	50
		脳性麻痺③ スウィングロック・アタッチメント義歯	田中 陽子	51
		脳性麻痺④ 咬合採得はシリコーン印象材で	野本 たかと	52
	5	重症心身障害 マウスピース型の義歯	水野 和子	53
	6	精神障害① 歯ぎしりや過度の噛みしめへの対処	長田 豊	54
		精神障害② 段階ごとの説明によって装着が可能となった義歯症例	久慈 昭慶	55
	7	脳血管障害（中途障害） オーバーデンチャーによる補綴治療	平塚 正雄	56

CHAPTER 5　矯正歯科の診断と治療

	1	自閉スペクトラム症① 矯正治療を中断し叢生の|2 を便宜抜去した例	水野 和子	58
		自閉スペクトラム症② 矯正治療後に習癖異常が出現したが制御できない	野本 たかと	60
		自閉スペクトラム症③ 矯正装置は触れさせてから説明	名和 弘幸	62
	2	Down 症候群 上顎は拡大装置で対応	名和 弘幸	64
	3	口唇口蓋裂 顎裂は骨移植後に矯正治療	名和 弘幸	66

CHAPTER 6　歯周疾患の診断と治療

	1	知的能力障害① 病状安定後も短期間でのSPTを継続	関野 仁	70
		知的能力障害② 抗菌療法とSRPの併用療法	長田 豊	71
		知的能力障害③ 可能な限り保存することを原則とした歯周処置	小松 知子	72
	2	Down 症候群① 重度慢性歯周炎に対する治療	長田 豊	73
		Down 症候群② 歯周基本治療により行動変容が認められたケース	石井 里加子	74
		Down 症候群③ 思春期から青年期までの長期歯周病管理	中神 正博	75
		Down 症候群④ 抜歯への同意がなく歯周疾患が悪化した症例	伊沢 正行、小笠原 正	76
	3	脳性麻痺 定期的な SPT の必要性	長田 豊	77
	4	精神障害 うつ病者の喫煙関連歯周炎の管理	関野 仁	78

CHAPTER 7　口腔と顔面の外傷

	1	Down 症候群 残存機能に合わせた対応の工夫	小松 知子	80
	2	てんかん てんかん発作による前歯の歯冠破折	三浦 誠	82
	3	Lesch-Nyhan 症候群① 正常な口腔機能の維持向上を目指した処置	鈴木 康男、江草 正彦	83
		Lesch-Nyhan 症候群② 咬傷の制御が困難であった症例	石倉 行男	84
	4	脳性麻痺① 転倒打撲による脱落の再植症例	岡田 芳幸	85
		脳性麻痺② 転倒による上顎前歯部欠損の補綴	水野 和子	86
		脳性麻痺③ 自己刺激行動による頬粘膜の角化症例	田中 陽子	87

CHAPTER 8　歯科疾患の治療計画

	1	自閉スペクトラム症① 補綴物の維持形態と咬合関係に注意	重枝 昭広	90
		自閉スペクトラム症② 静脈内鎮静法によって恐怖心や痛みに配慮	安田 順一	92
	2	知的能力障害① 歯科治療に対する恐怖心に配慮した治療計画	尾田 友紀	94
		知的能力障害② 二次う蝕の予防に全部鋳造冠	長田 豊	96
		知的能力障害③ 効率的な全身麻酔下の歯科治療	樋口 雄大、小笠原 正	97
	3	Down 症候群 埋伏の両側第二小臼歯を開窓のみで誘導	大島 邦子	99
	4	先天異常症候群 食異常を伴う患者への対応	秋山 茂久	100
	5	脳性麻痺 増殖歯肉を炭酸ガスレーザーで切除	石倉 行男	101
	6	重症心身障害 萌出障害を咬合調整で改善	野本 たかと	102

CHAPTER 9　予防処置

1. 障害児の予防処置　発達障害児におけるボトルカリエスに対する取り組み　　尾田 友紀　104
2. 自閉スペクトラム症①　フッ素徐放性歯面コーティング剤による蝕予防　　尾田 友紀　106
   自閉スペクトラム症②　多くの困難さを抱える小児の口腔管理　　高木 信恵　108
3. 知的能力障害　低年齢からの定期的な口腔衛生管理の必要性　　図師 良枝　109
4. Down症候群　歯周疾患の予防を念頭に早期から超音波スケーラーの使用を試みた症例　　梶 美奈子　110
5. 脳性麻痺　フィッシャーシーラント時の注意点　　寺田 ハルカ　111
6. 統合失調症　歯科治療への恐怖心から過度に歯磨きを行っていた症例　　梶 美奈子　112

CHAPTER 10　歯科保健指導

1. 自閉スペクトラム症①　反芻癖を伴う者への保健指導　　寺田 ハルカ　114
   自閉スペクトラム症②　精度の高い口腔内診査が必要　　高木 信恵　115
2. 知的能力障害　成長や療育環境を考慮した保健指導　　梶 美奈子　116
3. Down症候群①　上唇小帯が歯磨きを邪魔している症例　　梶 美奈子　117
   Down症候群②　重度な知的障害者への指導に期待できるものは　　図師 良枝　118
4. 重症心身障害　多職種との連携の必要性　　寺田 ハルカ　120
5. 脳血管障害（中途障害）　視覚的フィードバックによる知覚入力が必要　　平塚 正雄、二宮 静香　122

CHAPTER 11　長期的な管理計画のたて方

1. 自閉スペクトラム症　17年間の継続管理例　　長田 豊　126
2. 知的能力障害①　長期間にわたり患者の成長に合わせて口腔管理を行った症例　　梶 美奈子　127
   知的能力障害②　歯磨き自立が困難な症例の管理計画　　高木 信恵　128
3. Down症候群　長期の管理で歯周疾患の進行を抑制　　寺田 ハルカ　129
4. 脳性麻痺　33年間の継続管理は安心できる環境の提供が奏効　　寺田 ハルカ　130
5. 精神障害　健康状態や精神状態に配慮が必要な症例　　梶 美奈子　131

CHAPTER 12　行動調整

1. 知的能力障害　異常絞扼反射に対する笑気吸入鎮静法の応用　　磯野 員達、小笠原 正　134
2. 難病　医療的ケアを実施している保護者との医療面接の重要性　　三浦 誠、濱 陽子　136
3. 重症心身障害　開口保持困難、側彎、上腸間膜動脈症候群への対応　　三浦 誠、濱 陽子　138

コラム

- 障害者歯科医療と障害者福祉　　緒方 克也　30
- 地域の歯科医院が果たす役割　　緒方 克也　59
- 障害者の歯科治療とガイドライン　　小笠原 正　61
- 障害者歯科医療と全身麻酔　　緒方 克也　81
- 患者さんとの出会いから治療に至るまで　　福田 理　93
- 発達期障害児・者の摂食嚥下リハビリテーション　　野本 たかと　105
- 障害者の家族支援と歯科医療　　緒方 克也　107
- 障害歯科の地域格差と地域連携　　緒方 克也　119
- 治療と身体抑制　　江草 正彦　135
- 治療に必要な行動調整　　小笠原 正　137

参考文献　142

さいごに　　緒方 克也

本書では、歯科用語の一部を、下記のように、歯式や略語で表している箇所があります。

【歯科略語一覧】

う蝕

名称	略語
初期う蝕（要観察歯）	CO
う蝕症第1度	C_1
う蝕症第2度	C_2
う蝕症第3度	C_3
う蝕症第4度	C_4

歯周炎

名称	略語
慢性歯周炎（軽度）	P1
慢性歯周炎（中等度）	P2
慢性歯周炎（重度）	P3

歯髄炎

名称	略語
歯髄炎	Pul
急性単純性歯髄炎	単 Pul
急性化膿性歯髄炎	急化 Pul

歯根膜炎

名称	略語
急性単純性歯根膜炎	急単 Per
急性化膿性歯根膜炎	急化 Per
慢性化膿性歯根膜炎	慢化 Per

処置

名称	略語
加圧根管充填	加圧根充／CRF
根管形成	RCP
根管充填	根充／RCF
歯根端切除術	根切
歯周病安定期治療	SPT
歯髄温存療法	AIPC
生活歯髄切断	生切

その他

名称	略語
欠損歯（欠如歯）	MT
コンポジットレジン	CR
クラウン	Cr
ブリッジ	Br
咬合面	O
近心隣接面	M
遠心隣接面	D

CHAPTER 1
う蝕の診断と治療、歯冠修復

1. 障害児のう蝕治療① 治療の終わりは管理の始まり

症例の概要
- 患者概要：8歳・男児。
- 主訴：う蝕による歯の痛み。
- 障害：知的能力障害を伴う自閉スペクトラム症。
- 初診時所見：多数歯う蝕。

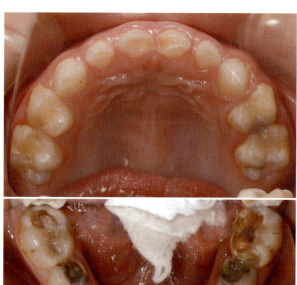
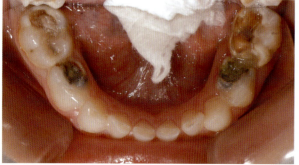

図1 初診時口腔内（2014年5月：5歳）

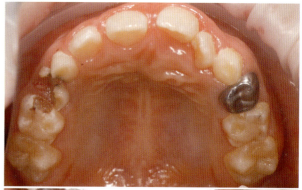
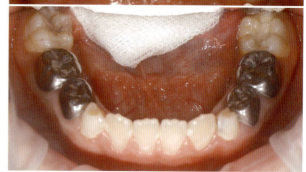

図2 再初診時口腔内（2017年8月：8歳）

■ 口腔の状態と計画

初診時の口腔内写真を図1に示す。乳歯が20歯で、C_1が5歯、C_2が4歯、C_3が5歯であった。

3年ぶりの再初診時の口腔内写真を図2に示す。永久歯が12歯、乳歯が12歯で、C_2が14歯、C_3が1歯、C_4が3歯であった。早急なう蝕処置が必要と判断した。

■ 治療

初診時および再初診時ともに、通法下での治療は困難であったため、全身麻酔下で治療を行った。初診時の治療内容は、C_1は経過観察とし、レジン充填4歯、生活歯髄切断＋乳歯冠が5歯であった。

再初診時の治療内容は、レジン充填が14歯、麻酔抜髄即日根管充填＋レジン充填が1歯、抜歯が3歯であった。

■ 本症例で考慮した点

初診時の全身麻酔下での治療後に来院が途絶え、3年ぶりの再来院で多数歯う蝕を認めたために再度の全身麻酔での治療が必要になり、継続管理の重要性を痛感した症例であった。

初診時の治療後に、う蝕のリスクが高いこと、永久歯の萌出が近いことなどの保健指導を行い、定期的継続的な受診の必要性を説明したが、来院が途絶えてしまった。

来院が途絶えた理由としては、遠方からの受診であったこと、普段は祖父母が患児の面倒をみていたこと、1回目の全身麻酔後が小学1年生になる時期だったことなどが挙げられる。

生活環境面への配慮が十分でなく、第一大臼歯が萌出する時期に来院が途絶えて歯科管理に結びつかなかったことは、かかりつけ歯科として反省すべき点と考える。

■ 今後のヒント

障害者歯科では、歯科管理がより重要となるが、さまざまな事情で来院が途絶えるケースがある。

治療の終わりは管理の始まりであり、次の受診につなげるための対応が重要である。よりわかりやすい指導と説明の工夫、常にNBM（narrative based medicine）を意識して患者に寄り添う医療を実践していくことが大切だと考える。

また、来院が途絶えた心配な患者に対して積極的に連絡をするなど、きめ細かい対応ができる医院のシステム作りも併せて行いたい。

1. 障害児のう蝕治療② 保隙のためのクラウンループは慎重に

症例の概要

患　者　概　要：5歳10カ月・男児。
現　　　　　症：下顎左側乳臼歯部の疼痛および歯肉腫脹。
障　　　　　害：自閉スペクトラム症、中等度知的能力障害。
初 診 時 所 見：$\overline{E|D}$ Per、$\overline{D|}$ Pul、$\dfrac{E-A|A-E}{E}$ C_2。

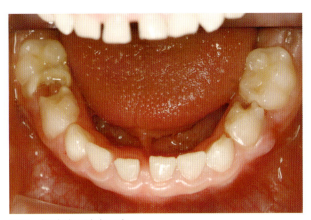

図1　初診時口腔内写真

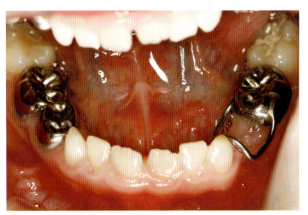

図2　クラウンループセット後の口腔内写真

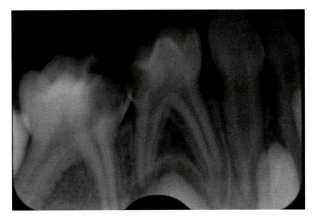

図3　初診時デンタル写真（右側）

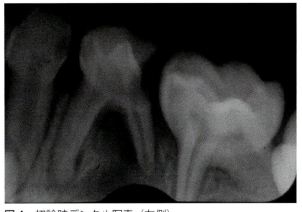

図4　初診時デンタル写真（左側）

■ 口腔の状態と計画

　初診時口腔内写真を図1に、クラウンループセット後を図2に示す。
　また、初診時デンタルエックス線写真を図3、4に示す。$\overline{ED|DE}$隣接面に深いう窩を認め、$\overline{E|}$には分岐部病変、$\overline{|D}$には分岐部から根尖に至る病変と歯肉膿瘍を認めた。

■ 治療

　$\overline{|D}$および$\overline{E|}$は抜髄および感染根管処置を行った。
　$\overline{|D}$は抜歯し、クラウンループによる保隙を行ったが、本人の違和感が強く、結果的にループを切断、単冠とした。

■ 本症例で考慮した点

　$\overline{E|D}$のう窩は縁下に及んだが、第一大臼歯の萌出が近いため、根管治療を行い、歯列保存を試みた。
　一方、$\overline{|D}$は病巣が大きいため、後継永久歯胚への影響を考慮して抜歯した。同部の保隙装置は、仮着により患児の様子をみてから装着したが、ループ部を気にして再三外そうとする行為がみられたため、単冠に切り替えざるを得なかった。

■ 今後のヒント

　疼痛を訴えにくい障害児において、乳歯の感染根管治療は、時に不安要素を残すことにもなるが、保隙装置の装着が困難な場合、最終的に清掃性の良い永久歯列をつくるためには、抜歯適応の乳歯を可及的に保存することもある。一方、乳歯抜歯に至った場合、永久歯萌出まで保隙装置を装着することが望ましいが、装置の種類によっても、患児の反応は大きく異なる。また、成長に伴い受容できるようになる場合もある。
　本症例の患児も2年後にリンガルアーチの装着が可能となったが、固定式装置を受容できない場合、支台歯に外傷的な力が加わる可能性もあり、その適応を十分見極める必要がある。

2. 自閉スペクトラム症① 深在性う蝕に対する非侵襲性歯髄覆罩処置

症例の概要

患者概要：12歳・男児。
現症：多発性う蝕症。
障害：自閉スペクトラム症。
初診時所見：ブラッシングは全介助であり、口腔清掃状態はきわめて不良で多数歯のう蝕と 2|2 の舌側転位が認められた。

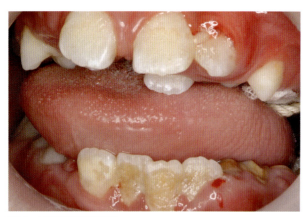

図1　左側口腔内写真

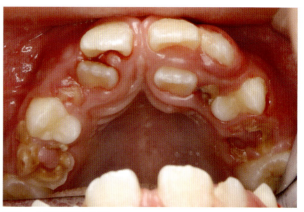

図2　上顎口腔内写真

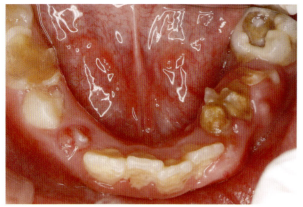

図3　下顎口腔内写真

■ 口腔の状態と計画

図1～3に口腔内写真を示す。E/C E/CDE に C4、6|6 および ED| に C2、21|12 および |6 に深在性のう蝕が認められた。

C4 の歯に対しては抜歯処置、C2 の歯に対しては光重合型コンポジットレジン修復処置、21|12 および |6 の深在性う蝕に対しては非侵襲性歯髄覆罩処置（atraumatic indirect pulp capping：AIPC）を行うことと診断した。

2|2 には自浄性や歯間離開などから、う蝕は認められなかったが、転位が著明な 2|2 に関してはブラッシングの困難性や 1|1 のう蝕予防、3|の萌出誘導などを考慮し抜歯処置と診断したが、保護者の同意が得られていない。

■ 治療

21|12 および |6 に対し、う蝕染色液で染色しながら感染象牙質を低速のラウンドバーやスプーンエキスカベーターで除去した。

その後、露髄の可能性のある感染性象牙質を意図的に残し残存象牙質一面に水酸化カルシウム製剤を貼付してグラスアイオノマー系セメントにより暫間修復を行った。

■ 本症例で考慮した点

年齢を考慮しう蝕に罹患していた乳歯はすべて抜歯とした。21|12 および |6 の深在性う蝕に対しては、根の完成状態を考慮し露髄を回避すること、う蝕象牙質の再石灰化、修復象牙質の形成などを目的として AIPC を行うこととした。

今後は、感染象牙質下に修復象牙質が形成されるのを確認し、暫間充填剤を除去して象牙質の状態を直視下に確認したうえで 21|12 には光重合型コンポジットレジン、|6 にはインレーによる歯冠修復を行うこととした。

■ 今後のヒント

本症例では、生活歯髄であることが確認されたことから、AIPC 後の保存修復が可能と考えた。

また、|6 では頬側の咬頭を残すことができたため、インレーによる保存修復が可能と考えた。

2. 自閉スペクトラム症② 反芻による酸蝕症とう蝕の進行抑制は困難

症例の概要
- 患者概要：20歳・男性。
- 現症：前歯のう蝕。
- 障害：自閉スペクトラム症、重度の知的能力障害（療育手帳A2）。
- 初診時所見：酸蝕症・多数歯う蝕。

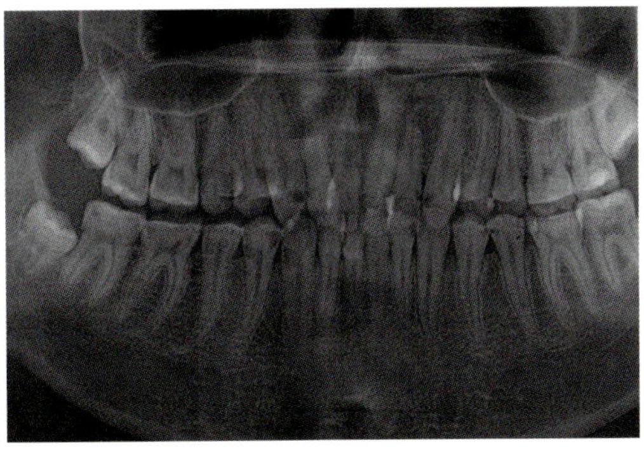

図1 初診時パノラマエックス線写真（20歳）

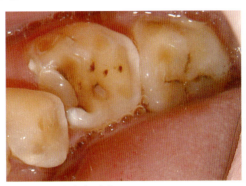

図2 下顎臼歯部咬合面
象牙質が露出し、表面は滑沢で広く凹んでいる。

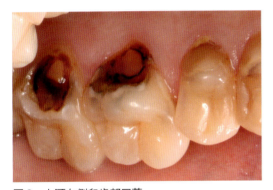

図3 上顎左側臼歯部口蓋
上顎左側臼歯部口蓋側杯状に陥凹している。

■ 口腔の状態と計画

幼児期より反芻性障害があり、毎食後に反芻を繰り返し、日常的に唾液を口に溜めている。食事中は食べ物を溜め込み、咀嚼せず、飲み込むなどの摂食嚥下関連の問題もみられる。ホームケアは比較的良好であり、食物の残渣や口臭はなかった。酸蝕が原因と考えられる全顎的な歯質の脱灰と多数歯の歯頸部、隣接面う蝕を認めた（図1）。

酸蝕の状態は前歯部の唇面上部ではエナメル質に限局していたが、臼歯部咬合面では象牙質が露出し、広く凹み、表面は滑沢であった（図2）。臼歯部口蓋側は杯状の陥凹（図3）がみられた。知覚過敏などの症状はなかった。

■ 治療

治療に対しては協力的であり、通法での処置が可能である。

エナメル質に限局している部位およびペリクルの形成のない部位に関しては経過観察とし、軟化象牙質を伴う実質欠損部はコンポジットレジンで修復した。専門的口腔ケアと口腔衛生指導、フッ化塗布を実施した。また唾液の緩衝能を高め、栄養学的補助のために、カルシウムやリンを含む食品（チーズ、牛乳）の摂取などの飲食習慣に対する指導により酸に対する防御システムの増強を図った。

また、溜め込み、丸呑みに対して一口量の調整、ペーシングの改善などの摂食指導を行った。

■ 本症例で考慮した点

一般に酸蝕が活動中はpHが低く、ミュータンス菌の活動は抑制され、ペリクル形成がないため、う蝕がないとの報告もあるが、本症例ではう蝕の多発傾向がみられた。反芻は継続しているため、酸蝕とう蝕の進行を完全に抑制することは困難な状態である。

う蝕治療は、二次う蝕への易罹患性などを考慮して歯質の切削量は最小限にとどめた。

さらに、ホームケア指導、フッ素塗布、食事指導、摂食指導など、多方面からのアプローチを行うことで改善を試みた。

■ 今後のヒント

反芻性障害のある症例では口腔ケアの程度にかかわらず、歯の脱灰や咬耗、または口腔内の汚れ、口臭などが生じやすい。酸蝕と咬耗あるいは酸蝕と摩耗が組み合わさり、多因子要因により口腔環境の悪化がみられる可能性もある。

今後さらに進行した場合には、歯質を保存するために、接着性や耐久性の高い材料による修復を行うことも必要である。

また、学習-報酬モデルによる行動療法、選択的セロトニン再取り込み阻害剤の併用などの報告もある。

3. 知的能力障害　反芻に起因した充填物の脱離に難渋した症例

症例の概要

患者概要：24歳・男性。
主訴：う蝕治療希望。
障害：中等度知的障害、心室中隔欠損術後、大動脈弁閉鎖不全術後。
初診時所見：1̅|12 充填物脱離、食物残渣あり。

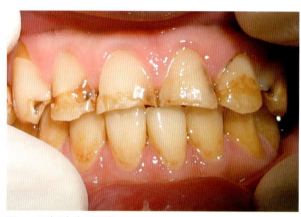

図1　再初診時の写真
上顎前歯部に酸蝕症と充填物脱離がみられる。

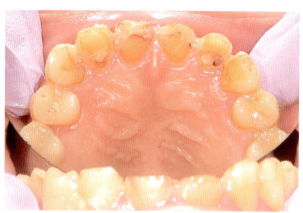

図2　全体的な再充填直前の写真
レジン充填部位にC_1や着色がみられる。

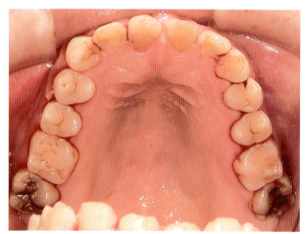

図3　全体的な再充填直後の写真

■ 口腔の状態と計画

　4年前に当診療室で治療を行った際は、心理学的方法を用いたう蝕治療が可能であった。
　今回、全上顎にわたる酸蝕症が疑われ、6̅-1̅|1-3̅ 6 になされていたレジン充填のうち、3̅-1̅|1-3̅ の充填が脱離していた（図1）。
　口腔衛生状態は不良（PCR〈plaque control record〉が50％以上）で、食物残渣が多くみられた。入所施設の職員に尋ねたところ、「反芻は確認されていない」とのことであった。
　しかし、口腔内の食物残渣に複数回の食事が混在していたことから、今度は保護者の方に確認したところ、「反芻は以前からあります」とのことであった。施設職員には、1日数回の口腔内確認と、適宜の口腔清掃を行うよう指示するとともに、レジンが脱離していた部位には再充填を行った。しかし脱離を繰り返す部位もあった。

■ 治療

　ここ1〜2年で口腔衛生状態が改善した（PCR：50％台→20％台）。
　このことから、以前行われたレジン充填部位にみられるC_1や着色（図2）を改善するべく、9年ぶりに全体的な再充填を行った（図3）。

■ 本症例で考慮した点

　上顎前歯の充填物脱離が繰り返される部位においては、レジン修復ではなく金属冠による修復も考えた。
　しかし口腔内の確認回数を増やし、清掃を適宜行うようにしたところ、口腔内環境が大きく改善したため、再びレジン充填を行った。

■ 今後のヒント

　酸蝕症の原因としてまず挙げられるのは、酸性の強い食物の摂取や反芻である。今回の症例では反芻が考えられたが、同一の施設に20年間入所しており、これといった新たなストレスは想定されないとのことであった。
　しかし、より規則的でストレスフリーな生活を目指すことも、対策のひとつとして考えられる。
　上顎歯舌面などの酸蝕が著しい部位には、歯面コーティング材塗布の効果が期待できると思われるが、これには数カ月に一度、古いコーティングを除去したうえでの再塗布が必要である。

4. Down症候群　萌出途中からのう蝕予防の必要性

症例の概要

患者概要：13歳・男児。
主訴：6|6の着色が気になる。
障害：Down症候群、房室中隔欠損症、肺高血圧症、重度の知的能力障害（療育手帳A1）。
初診時所見：6|6頰側溝にう蝕（C_1）を認めた。第二乳臼歯の晩期残存、永久歯の萌出遅延、下顎側切歯の先天欠如、巨舌を認めた。

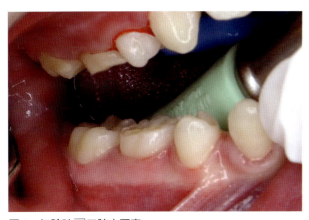

図1　初診時6|口腔内写真
6|頰側溝にう蝕を認める。

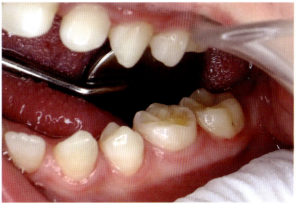

図2　初診時|6口腔内写真
|6頰側溝にう蝕を認める。

■ 口腔の状態と計画

6|6頰側溝の下部のプラーク除去が困難であり、以前から白濁を生じていた。6年前（7歳）から3〜4カ月ごとに定期的口腔衛生管理を継続してきた。毎日の口腔清掃は母親が行っていたが、本人の気分のムラが多く、十分なブラッシングをさせてくれないこともあったという。

今回、う蝕（C_1）を生じたため、保存的治療を計画した。

■ 治療

浅在性のう蝕のため、局所麻酔は使用しなかった。エアタービンの音が苦手なため、切削はすべてマイクロエンジンで行った。

高速回転でラウンド型とペア型のバーでう窩を開拡し、感染歯質を低速回転で除去した。

簡易防湿下で、1液性ボンディング材、フロータイプの光重合用CRで充填し、研磨用シリコンポイントで表面を滑沢に仕上げた。

■ 本症例で考慮した点

エナメル質初期う蝕（CO）の経過観察中にう窩形成したため、速やかに保存修復処置を行った。

CO後は、より積極的にTBI（tooth brushing instruction）と歯面清掃とフッ化物塗布を行い肉眼的に経過観察を行ってきた。

頰側溝に着色を認め、う窩が疑われたため探針による触診で実質欠損を確認した。定期的口腔衛生管理時にタービントレーニングを行っていたが、拒否が強いため切削はすべてマイクロエンジンで行った。

本人に理解できる言葉で説明を行い、本人の好きなビデオをタブレットで見せてリラックスした状態で治療が行えるよう心がけた。治療時間を短縮するために、使用機材はすべて事前に用意した。切削時に舌を巻き込まないよう、吸引管とミラーを使用して、確実に舌を排除した。

■ 今後のヒント

萌出中幼若永久歯の小窩裂溝のう蝕予防として、フイッシャーシーラントがあるが、処置を行うためには頰側溝下端が歯肉縁上に萌出している必要がある。

本症例は、頰側溝下端が歯肉縁下にある時期にプラークコントロールが困難となり、う蝕を引き起こした。特にDown症候群患者は、筋弛緩などの口腔機能低下のため口腔前庭部の食渣の除去が不十分になりやすい。

定期的口腔衛生管理時にエナメル質初期う蝕を確認したので、保護者に対して家庭での口腔衛生指導を行っていたが、予想より早くう蝕が発生してしまった。徹底したプラークコントロールがう蝕予防の要であるが、患者が非協力的な場合は実行することが難しい。

暫間的にフッ素徐放性のグラスアイオノマーセメントで小窩裂溝を覆う方法も一考の余地がある。

5. 脳性麻痺　多数歯う蝕の治療は治療計画がポイント

症例の概要

患　者　概　要：48歳・女性。
主　　　　　訴：多数歯う蝕治療の希望。
障　　　　　害：急性脳炎後遺症による脳性麻痺、身障者手帳1級、慢性気管支炎、車いすによる移動、全介助。
初　診　時　所　見：全顎に及ぶ多数歯う蝕。

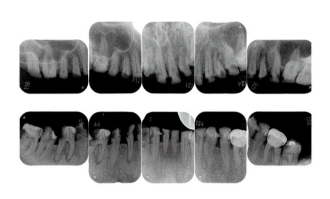

図1　初診時デンタル10枚法

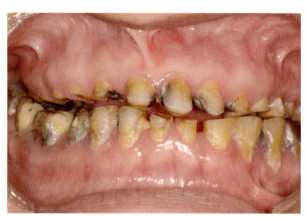

図2　初診時正面観

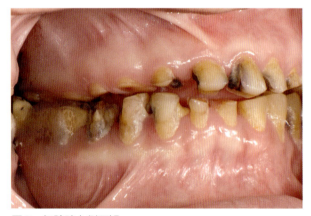

図3　初診時右側面観

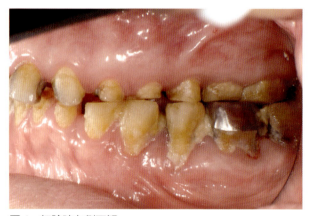

図4　初診時左側面観

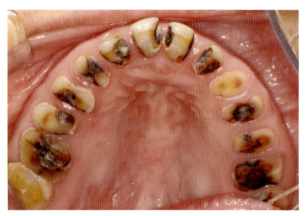

図5　初診時上顎咬合面観

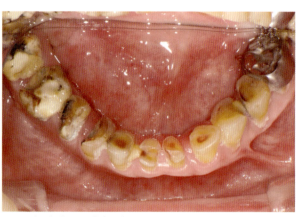

図6　初診時下顎咬合面観

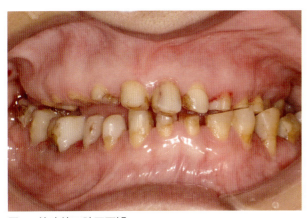

図7 治療終了時正面観

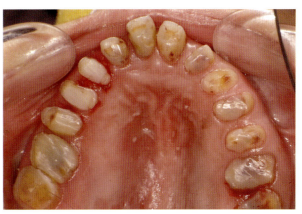

図8 治療終了時上顎咬合面観

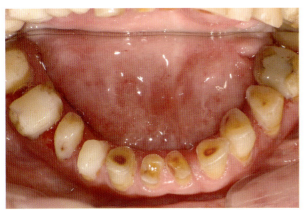

図9 治療終了時下顎咬合面観

■ 口腔の状態と計画

デンタル10枚法（図1）と視診により、|3：慢性歯髄炎、7|：単純性歯髄炎、|4、6|4：慢性根尖性歯周炎、6-1|1 2 5-7、8 5|4 5：C₂〜C₃（図2〜6）と診断した。

■ 治療

|3は抜髄後加圧根充しコンポジットレジン修復、7|は生活歯髄切断後コンポジットレジン修復、|4、6|4は感染根管処置および加圧根充後コンポジットレジン修復を行った。

6-1|1 2 5-7、8 5|4 5はコンポジットレジン修復（図7〜9）を行った。

■ 本症例で考慮した点

通院は、茨城県から東京都への長時間の自家用車による通院手段で、通院時は家族3名（高齢の母親と父親、妹）も一緒という環境と、以前より全身麻酔に対する不安感があったことも考慮し、2回の日帰り全身麻酔での治療計画を提示し承諾を得た。

2回の日帰り全身麻酔という限定された条件のなか、メタル修復の場合、不適合での再印象再装着の機会が得られないことを考慮し、全顎のレジン修復を選択した。

レジン充填では咬合圧に関しての破折や脱離も予測されたが、メタル修復での脱離や脱離紛失による近医での再治療の困難性も考慮して、レジン修復とした。

日帰り全身麻酔での実質的な治療時間は3時間程度のため、1日目の全身麻酔では、|3 4、6|4の抜髄または感染根管処置など根管処置を必要とする部位の根管拡大までとした。また、7|に関してはコンポジットレジン修復予定だったが一部露髄を確認したため、歯髄処置が必要であった。

2日目の全身麻酔では根管処置後の修復処置と 6-1|1 2 5-7、8 5|4 5 C₂の充填処置、修復処置を行い、う蝕が歯髄腔まで近接している場合には、覆罩による歯髄温存療法後のコンポジットレジン充填とした。

咬合に関しては、脳性麻痺特有の咬耗が全顎に認められ、顎位の安定も困難なため、極力一部咬合面歯質を保存し、咬合高径を維持するようなコンポジットレジン修復とした。

かかりつけ歯科医返送後の口腔衛生管理を考慮し、歯間部は清掃性を重視した形態とした。

■ 今後のヒント

多数歯のう蝕の診療計画では、患者の経済や精神、身体への負担、治療回数などを考慮した治療内容、術式を選択することが必要である。さらに、障害者に主体性をおいた処置内容を維持することが大切である。

6. 精神障害　精神障害児の多発う蝕への対応

症例の概要

患　者　概　要：15歳・女児。
主　　　　　訴：多数歯のう蝕治療の希望。
障　　　　　害：双極性障害、パニック障害。
初　診　時　所　見：28歯すべてにう蝕を認め、下顎両側智歯が埋伏状態であった。

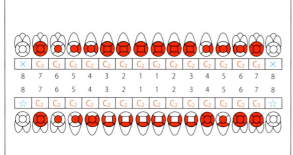

図1　初診時の歯の状態
☆印は埋伏歯を、赤色はう蝕を示す。

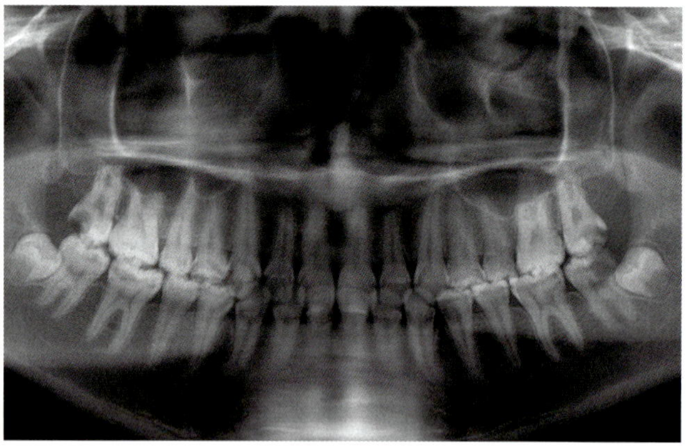

図2　初診時のパノラマエックス線写真

■ 口腔の状態と計画

　小学生の頃は近医に通院でき、う蝕もなくフッ素塗布のみ行っていた。小学校の修学旅行で過呼吸を生じ、それ以来不登校になり、歯科受診もできなくなった。

　初診時は通信制高校に在籍していた。数カ月前より歯が痛み、我慢できず近医歯科を受診したが、治療台に上がっただけでパニックを起こし過呼吸となった。大学病院へ紹介となったが、処置困難と判断され、院内紹介で障害者歯科受診となった。口腔内診査およびパノラマエックス線写真から、28歯すべてにう蝕を認め、下顎両側智歯の埋伏も認めた。

　本人および保護者が静脈内鎮静法下での処置を強く希望されたため、鎮静下にて処置を行うこととなった。

■ 治療

　う蝕歯多発の原因としては、頻繁に飴を舐めており、また睡眠が不規則で夜間の行動も多いため、口腔清掃が行えていないことが挙げられた。

　治療と並行し、食指導および歯質強化を期待し、日常的なフッ素製剤の使用も指示した。7|7は頬側転位し、また歯質も脆く、ラバーダム装着により崩壊する状態であることや今後の清掃も困難であることから抜歯適応とし、他のう蝕は充填、根管治療および補綴治療を計画した。

　可及的なセメント充填を行いながら、2カ月に1度の治療間隔であったが、静脈内鎮静法下歯科治療は順調に行えた。また、口腔内の状態も改善した。

　しかし、原因は不明であるが、半年程度来院が途絶え、それ以降もキャンセルが多く、治療が進みづらい状態が続いている。

■ 本症例で考慮した点

　精神疾患においては、不規則な生活による、口腔清掃の不足や服用薬剤による口渇などにより、飴やガムをとることがよくみられる。そのため、多発性う蝕を誘発する。

　本症例においても同様の状態であった。精神疾患においては、う蝕の原因除去は困難であり、強制的な指導より根気強い指導および歯質強化が重要であると考える。飴なども中止を指導するのではなく、ノンシュガーのガムや飴への切り替えを指導した。

　また、精神状態により、来院が途絶える可能性も高い。そのため、可及的なセメント充填と保存困難な歯の抜歯を先行させた。懸念したとおりに来院は途絶えがちではあるものの、保護者との情報の交換は続け、治療を行っている。

■ 今後のヒント

　精神疾患においては、口腔清掃の不足や甘味などの頻回摂取などにより、う蝕多発傾向にあることが多い。

　本人、保護者や精神科医との連携が重要であると考える。

CHAPTER 2
抜歯の診療と処置

1. 障害児の抜歯治療　下顎前歯の交換期は機をみて抜歯を

症例の概要

患者概要：7歳・男児。
主訴：乳歯が抜けない。
障害：Down症候群、重度知的能力障害（療育手帳A）、房室中隔欠損症。
初診時所見：乳歯晩期残存。

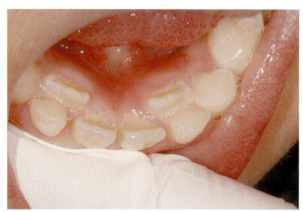

図1　初診時口腔内写真

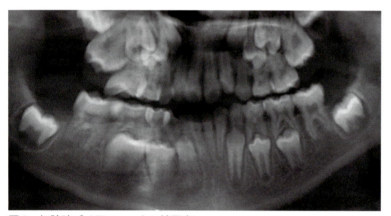

図2　初診時パノラマエックス線写真

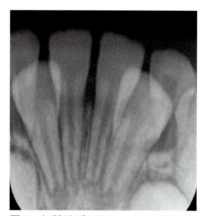

図3　初診時デンタルエックス線写真

■ 口腔の状態と計画

口腔内診査およびデンタルエックス線検査より、2|2が萌出しているもののB|Bに動揺がなく晩期残存している。

■ 治療

以前にA|Aも同様の状態となり、かかりつけ医にて抜歯を行った。

今回も抜歯を希望して近医を受診したところ、当科を紹介され受診した。

房室中隔欠損症の重篤度に関し医科に対診したところ、出血を伴う処置前には感染性心内膜炎予防のための抗菌薬の術前投与が必要との返答であったため、抜歯の1時間前にアモキシシリンを内服させ抜歯を行った。

■ 本症例で考慮した点

Down症候群患児においては乳歯晩期残存や永久歯萌出遅延がみられることがある。乳歯晩期残存により後続永久歯の異所萌出がみられる場合は抜歯が選択されることが多い。一方で、Down症候群の口腔内の特徴として巨舌が挙げられる。

乳切歯抜歯後、永久歯の萌出が遅延すると、舌癖が誘発される。そこで、本症例においては、空隙に巨舌が入り込みやすくなった結果、反対咬合や開咬が助長されることを懸念し、「永久歯が見えたら即抜歯」ではなく、永久歯の萌出の程度とスピードを見極めて抜歯することとした。本症例においては乳歯の歯根吸収や動揺がみられないまま、永久歯の歯冠が半分程度見えるようになった段階で抜歯を行った。

■ 今後のヒント

Down症候群患児の下顎前歯の抜歯は適切なタイミングで行う必要があるため、適宜デンタルエックス線検査などで経過を観察する必要がある。

また、Down症候群患児は合併症として心疾患を有する場合があるため感染性心内膜炎に対する予防投与の必要性をかかりつけ医に対診してから行うようにする。

抜歯の診療と処置 CHAPTER 2

2．自閉スペクトラム症①　管理が困難な第二大臼歯の存在

症例の概要

患　者　概　要：43歳・男性（初診時39歳）。
現　　　　症：$\frac{7|7}{|7}$（C_2〜C_3）。
障　　　　害：軽度知的能力障害を伴った自閉スペクトラム症でこだわりが強く、スケジュールどおりに生活しないとパニックになる。失敗などがあると極度に落ち込み自分を責める。
初 診 時 所 見：異常絞扼反射に起因して、第二大臼歯には歯ブラシが当てられない状況であり、|7 と 7| の頰側面と咬合面、7| の咬合面および隣接面の C_2 を認めた。

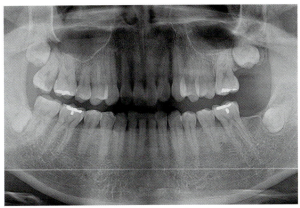

図1　7|抜歯前のパノラマエックス線写真

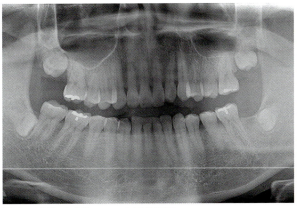

図2　術後パノラマエックス線写真

■ 口腔の状態と計画

全般的にプラークコントロールは良好であり、歯周組織検査ではPPD（probing pocket depth）値は3mm以内であったが第二大臼歯の歯面には常に多量の歯垢沈着が認められる状況であった。

また、う蝕発症への不安感が強いことから、毎日1日1回以上、30分を超えるブラッシングを行っており、ブラッシング圧の強い、|46 には楔状欠損が認められた。

■ 治療

|7 と 7| に対しては、サホライド®塗布処置で経過観察をしていたが、徐々にう蝕が進行したため、第一大臼歯遠心面のう蝕予防も考慮して C_3 に進行する前の抜歯処置を選択した。

また、7| についても、う蝕予防を考慮した継続管理を行っていたが、最終的にう蝕予防は困難と判断し、C_3 に進行し疼痛が出現してくる前に抜歯することを治療計画した。パニック発作を回避するために、単Pul症状を呈した時点で抜歯を考慮して抜歯処置とした。|7 と 7| は全身麻酔下で抜歯、7| については、静脈内鎮静法下にて抜歯を行った。

図1に 7|抜歯前のパノラマエックス線写真、図2に治療後のパノラマエックス線写真を示す。

■ 本症例で考慮した点

本症例では、
①第二大臼歯はう蝕歯が認められても、それは不可抗力であり、患者が自分を責めなくてもよいと理解してもらうこと
②第二大臼歯に関しては、異常絞扼反射が強く、歯ブラシを当てることができない状況であったため、治療が難しかったこと
③たとえ全身麻酔下にて保存治療を行っても、ブラッシングができないことにより、う蝕は再発すると考えられるため、C_3 へのう蝕進行前の抜歯適応について患者および保護者に説明し、同意を得ていたこと
④ブラッシングが良好な部位に対しては、手順をスケジュール化したブラッシングボードを用いて適切な時間でのブラッシングスキルを獲得できるように指導したことなどを考慮した。

現在では、|6 と 6| の遠心面のう蝕予防のための |8 と 8| の抜歯時期を考慮しながら継続管理を行っている。

■ 今後のヒント

障害者の第二大臼歯う蝕では、自立歯磨きや介助磨きの状況、通法下での歯科治療への適応状況、う蝕治療後の予後、第一大臼歯のう蝕予防などを総合的に判断して治療方法を選択しなければならない。

健常者では抜歯適応とはならない第二大臼歯の C_3 う蝕に対して、障害者個々の障害特性を考慮したスペシャルニーズとしての抜歯処置も、ケースによっては治療方法の選択肢のひとつであった。

2. 自閉スペクトラム症② 咬合関係のない智歯の抜歯

症例の概要
- 患者概要：28歳・男性。
- 現病歴：8⏌の疼痛のため、近歯科医院から抜歯処置を依頼された。
- 障害：自閉スペクトラム症、重度の知的能力障害者（療育手帳A2）、てんかん。
- 初診時所見：上顎右側智歯周囲炎とC_2を認めた。

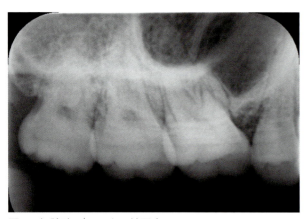

図1　初診時8⏌エックス線写真
8⏌遠心部歯冠に透過像を認める。

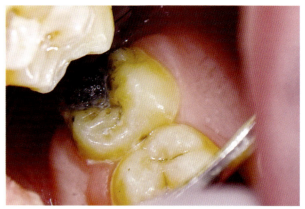

図2　初診時8⏌口腔内写真（ミラー像）
8⏌遠心部歯冠に黒変したう蝕と歯冠周囲歯肉に発赤を認める。

■ 口腔の状態と計画

8⏌遠心部はう蝕のため黒変し、歯肉発赤とプラークを認めた。デンタルエックス線写真では、歯冠遠心部に象牙質に達するう蝕を認めた。近歯科医院で半年ごとに定期的口腔衛生管理を継続して受けていた。

8年ほど前に全身麻酔下で下顎両側埋伏智歯を抜歯された。

上顎最後方臼歯の遠心部への切削器具挿入が困難であり、保存処置を行っても口腔清掃困難が予想された。対合歯も抜歯されており咬合関係がないため、8⏌抜歯を計画した。

■ 治療

紹介医から、身長170cm、体重78kgと大柄で、知的能力障害のため、全身麻酔下での抜歯を示唆された。術者のブラッシングやデンタルエックス線撮影に拒否反応がなく、局所麻酔下での抜歯を施行した。

痛み刺激を避けるため、表面麻酔を行い、上顎神経後上歯槽枝のブロック麻酔を行った。麻酔が奏効するのを確認し、速やかにヘーベルで脱臼させ抜去した。

抜歯後は、止血用ゼラチン（スポンゼル®）を抜歯窩に挿入し、ガーゼで圧迫し止血を確認して帰宅させた。感染防御のため、抜歯1時間前から抗菌薬アモキシリン（アモリン®）と鎮痛薬アセトアミノフェン（カロナール®）を服用させた。

■ 本症例で考慮した点

抜歯に対する不安を軽減するため、本人が理解できる言葉で説明を行った。

てんかん発作を少しでも予防するため、前日に十分な睡眠をとらせて体調を整え、痛み刺激を与えないよう、除痛処置を十分に行った後に、速やかに処置を行った。

抜歯後出血を避けるため、術後にガーゼ圧迫を行い、診療室で止血確認した後に帰宅させた。

■ 今後のヒント

口腔の感覚過敏をもつ自閉スペクトラム症は、歯科治療を苦手とする場合も多い。

本症例は、幼少時から歯科医院で口腔衛生管理を継続しており、術者のブラッシングは初診時から問題なく受け入れていた。定期的な口腔衛生管理は、歯科疾患予防だけでなく歯科治療をスムーズに進めるために重要である。自閉スペクトラム症のてんかん合併率は1/3程度と高頻度に認められる。

疲労や緊張によって発作を誘発しやすいので、十分に休養させ、痛み刺激を与えないようにする。

術後疼痛を防ぐためにも必要十分な抗菌薬、鎮痛薬を処方する。

術後のガーゼ圧迫は患者に任せず、術者が確実に止血を行う。

長時間の開口や静止は困難なため、手早く処置を心がけ、処置に時間がかかることが予想される場合は、鎮静法や全身麻酔法を考慮する。

3．知的能力障害① 清掃性と軟組織疾患を考慮した歯列外歯の抜歯

症例の概要

患者概要：30歳・男性。
主　　訴：アフタ性口内炎および口腔内管理希望。
障　　害：重度知的能力障害（療育手帳A）、脳性麻痺、てんかん、大動脈弁狭窄閉鎖不全症。
初診時所見：ブラキシズムによる臼歯部咬耗、左側頰粘膜部アフタ性口内炎、|3 唇側転位。

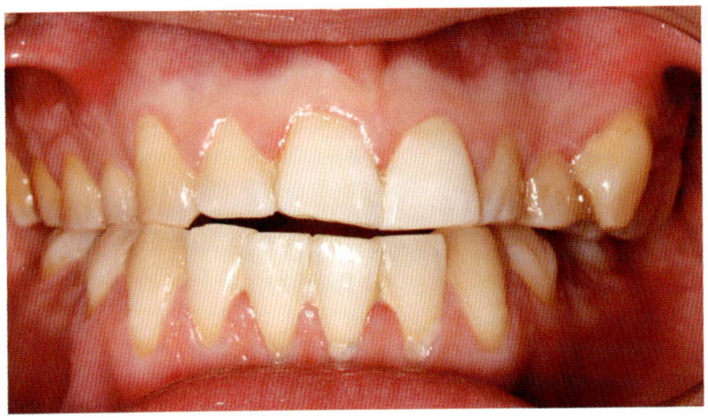

図1　初診時口腔内写真（咬合位）

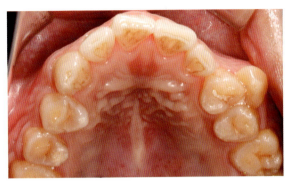

図2　初診時口腔内写真（上顎）

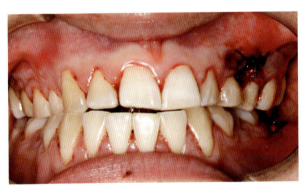

図3　抜歯後の口腔内写真（咬合位）

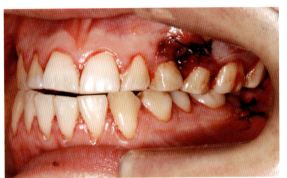

図4　抜歯後の口腔内写真（抜歯部）

■ 口腔の状態と計画

初診時口腔内写真を**図1、2**に示す。
ブラキシズムにより臼歯部に咬耗が認められるとともに開口困難なため、保護者は自宅での口腔清掃に苦慮されていた。
|3 は唇側転位し、|45 の頬側に位置する歯列外歯であったが、尖頭部には咬耗を認めた。|345 に動揺は認めなかったが、|4 遠心および |5 近心のポケットは4～5mmであった。
①|3 に接触する頰粘膜に、アフタ性口内炎が頻発するとの既往から、筋緊張時に |3 が頰粘膜への刺激となっている可能性が考えられること、
②清掃困難から、う蝕および歯周炎のリスクが高いこと、
③大動脈弁閉鎖不全症により細菌性心内膜炎のリスクがあること

これらより、抗生剤投与下で |3 の抜歯を行うこととした。

■ 治療

全身麻酔下にて |3 および |8 の抜歯を行った。

■ 本症例で考慮した点

|3 の歯根は |45 の歯根に近接していたため、|3 抜歯により |45 頰側歯槽骨の菲薄化および歯肉退縮、さらに |45 への咬合負担が懸念された。
しかし、ブラキシズムにより開口状態での清掃は困難であるが、|3 の抜歯により |45 頰側の清掃が可能になること、口内炎発症予防の可能性、全身状態も考慮し |3 の抜歯を行うこととした。
現在、|45 頰側歯肉は軽度陥凹を認めるが歯周状態は良好に保たれており、口内炎の発症も軽減している。

■ 今後のヒント

脳性麻痺の患者は、狭窄歯列弓を呈することが多く、時に歯列外歯を呈する。また、ブラキシズムにより歯周炎が急激に進行することもしばしば経験するところである。
青年期以降の抜歯では、隣接歯の歯槽骨支持を喪失することもあり、永久歯交換期に連続抜去法を検討するなど、早期から清掃しやすい口腔環境を整えるよう配慮することが必要であると思われる。

3．知的能力障害② 家庭の事情によって根管治療から抜歯に転向した症例

症例の概要

患　者　概　要：49歳・男性。
主　　　　　訴：⌊7 の金属冠が外れた。
障　　　　　害：軽度知的能力障害、異常絞扼反射。
初 診 時 所 見：⌊7 C₃。

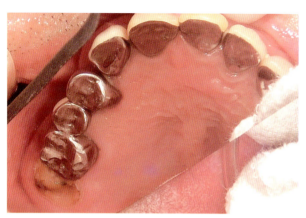

図1　⌊7 脱離で受診時の写真（ミラー像）
歯冠部の崩壊と歯肉縁下のう蝕がみられる。

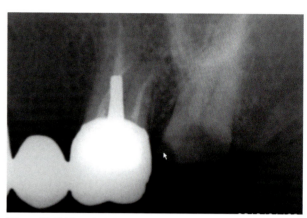

図2　⌊7 脱離で受診時のエックス線写真
歯冠部の崩壊が歯肉縁下まで及んでいる。

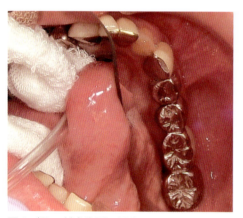

図3　⌊7 の対合歯列の写真
ブリッジが装着されている。

■ 口腔の状態と計画

当診療室へは4年ぶりの来院であった。

⌊7 の装着物が外れて歯冠部分が大きく崩壊し、罹患歯質の一部は歯肉縁下まで及んでいた（図1、2）。

したがって、歯冠修復のためには根管治療の後、コア築造が必要であった。口腔内の清掃状態は、PCR（plaque control record）が40％台とやや不良であった。知的能力障害は軽度で治療内容も理解していたが、強い異常絞扼反射のため、今回の治療も全身麻酔下に行うこととなった。

■ 治療

全身麻酔下に⌊7 を精査した結果、これを保存した場合には、
①注意深い経過観察が必要で、最終的には抜歯の可能性があること
②たとえ同歯を抜歯しても、対合歯はブリッジの一部であるから挺出は考えにくいこと（図3）
を両親に説明し抜歯することとなった。

■ 本症例で考慮した点

保護者（両親）は以前から、自分たちが通院に付き添えなくなったあとのことを心配していた。

したがって今回も、多少の咬合効率低下があるにせよ、経過観察の必要性と新たな処置の可能性を残さないよう、抜歯を選択するとのことであった。

また今回、口腔内の清掃状態がやや不良であったため、同歯の保存は通常の症例よりは困難と思われた。

■ 今後のヒント

患者の診療方針を決定する際、病変の状態、口腔内環境、行動調整のほかに、患者および家族を取り巻く環境が影響を及ぼした症例であった。

前回の歯科治療（⌊7 の歯冠修復）終了時、ブラッシング指導をもっと徹底できていれば、異なる結果も期待できたのではないかと反省させられる症例であった。

4. 難病　開口障害を伴う先天性表皮水疱症患者の歯科治療

症例の概要

患　者　概　要：37歳・女性。
主　　　　　訴：う蝕の治療を希望。
障　　　　　害：劣性栄養障害型表皮水疱症。
初　診　時　所　見：大臼歯部には保存困難な歯が多数あり、口腔清掃状態も良好ではなかった。

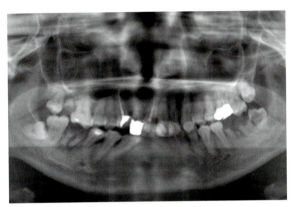

図1　初診時のパノラマエックス線写真

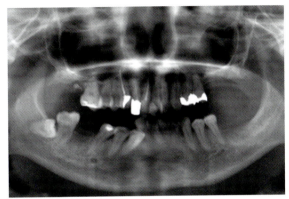

図2　1年4カ月後のパノラマエックス線写真
下顎右側大臼歯と上顎右側臼歯部の残根は抜歯予定である。

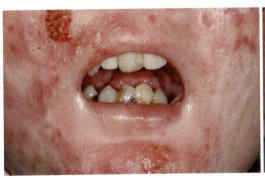
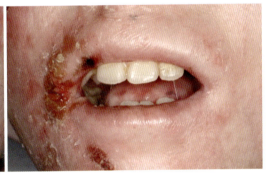

図3　口唇の拘縮による開口制限
ともに本症例ではないが、典型例として示した。

■ 口腔の状態と計画

　生下時より、軽微な外力で皮膚や粘膜に水疱・びらん・潰瘍形成を繰り返し、治癒後は瘢痕を形成した。処置は対症療法のみを受けてきた。
　う蝕治療を希望して近医歯科を受診したが、対応が難しいとのことで、医科の主治医を介して障害者歯科を紹介受診された。口角部の瘢痕拘縮のため開口量は一横指程度であった。口腔内診査およびパノラマエックス線写真により、小臼歯より前方は処置されていたが、大臼歯部には不適応補綴物や残根が確認された。

■ 治療

　口腔衛生状態が不良であるため、口腔衛生指導を先行させ、開口の状態を確認した。口角の瘢痕拘縮のため大開口は困難と判断し、大臼歯の根管治療が困難な歯および残根歯は抜歯する方針をたて、短縮歯列での対応を計画した。抜歯は鉗子の挿入も困難であり、主にヘーベルで行った。治療がほぼ終了した時点のパノラマエックス線写真を図2に示す。7|の残根はアクセス不能であるため、排出を待ち抜歯予定である。|7と|8の抜歯も順次行う予定である。

■ 本症で考慮した点

　劣性栄養障害型表皮水疱症は、軽微な外力で皮膚や粘膜に水疱・びらん・潰瘍形成を生じる。歯科治療時には、顔面の皮膚、口唇および口腔粘膜に注意するだけでなく、長時間同じ体位を保つことによる体表面への擦過を避けるため、こまめに休憩をはさむなどの配慮が必要であった。
　本来ならば根管治療と補綴をすべき歯にも、抜歯適応を余儀なくされた。

■ 今後のヒント

　劣性栄養障害型表皮水疱症の患者では、その症状の差が大きいことがある。重症例では手指も癒着することがあり、瘢痕拘縮のため口腔清掃はより困難となる。軽症例では、床義歯の適応も可能な症例もある。歯科治療が困難になるため、早期からの予防管理が不可欠である。

5. 脳性麻痺① 萌出困難歯の抜歯の検討

症例の概要

患者概要：41歳・女性。
現病歴：6︎| Pul の疑いにて他院からの紹介受診。
障害：脳性麻痺、知的能力障害。
初診時所見：左下大臼歯部の Pul、C₂、Per、埋伏智歯、歯周炎。

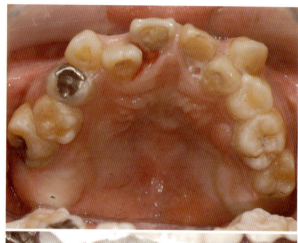

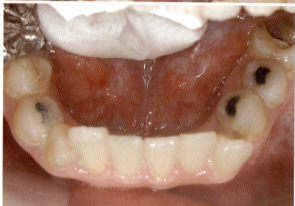

図1　初診時口腔内写真

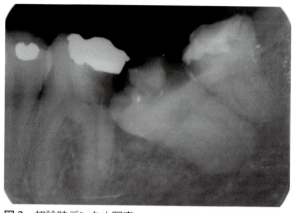

図2　初診時デンタル写真

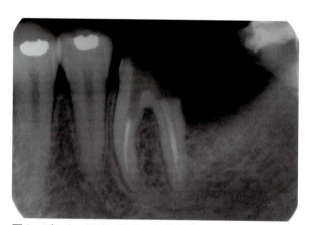

図3　デンタル写真（抜歯、根管充塡後）

■ 口腔の状態と計画

6︎|遠心隣接面からの歯質崩壊が顕著で、7︎|は近心傾斜していて半埋伏の状態であった。

図1に初診時の口腔内写真、図2にデンタル写真を示す。6︎|は Pul と診断した。また、その他のう蝕や歯周炎を認めたため、う蝕処置および歯周治療が必要と判断した。

■ 治療

通法下および鎮静法下での治療は困難であったため、全身麻酔下で治療を行った。6︎|は抜髄、7︎|は抜歯、その他レジン充塡10歯、埋伏智歯抜歯1歯、歯周検査／歯周基本治療を行った。

■ 本症で考慮した点

脳性麻痺患者では第二大臼歯の萌出困難の症例に遭遇する。萌出が浅く不完全な萌出状態、近心傾斜して半萌出状態、埋伏状態などである。この症例は近心傾斜して半萌出の状態で、隣在歯の第一大臼歯の歯冠崩壊の原因となっていた。

通常、このようなケースでは、矯正的な対応か、補綴的な対応で咬合の回復を図ると思われる。

ただ、今回の症例では、単根の智歯がブリッジの支台歯となることや歯軸の平行性のなさ、そして局部床義歯は着脱の困難さ、また、誤飲誤嚥の危険性があることや、咬合負担と筋機能のアンバランスの予測がつかないこと、さらに今後のプラークコントロールの十分な改善は見込めないことなどを考慮して、抜歯後は積極的な治療は行わずに経過観察とした。

■ 今後のヒント

第二大臼歯の萌出困難症例では、早期から必要な検査を行いながら経過をみていき、隣在歯に悪影響が及ぶようであれば、智歯の抜歯も含めて積極的な治療を行うべきだと考える。

5．脳性麻痺② 抜歯後に発生した悪性腫瘍

<table>
<tr><td rowspan="4">症例の概要</td><td>患者概要</td><td>67歳・女性。特別養護老人ホーム入所中、胃瘻栄養、ADL（activities of daily living）は全介助、意思疎通は不可能。</td></tr>
<tr><td>現病歴</td><td>右上臼歯部の動揺歯の精査、抜歯の往診依頼。</td></tr>
<tr><td>障害</td><td>脳性麻痺、脳出血後遺症。</td></tr>
<tr><td>初診時所見</td><td>6 5|の抜歯精査の往診依頼があった（図1）。同部は強度の動揺を認め、施設スタッフから誤飲、誤嚥の恐れがあるので精査希望があった。筋緊張が強く、開口保持困難。すれ違い咬合のため咬傷が生じたことから、その予防のため上下顎義歯は装着したままとなっていた。</td></tr>
</table>

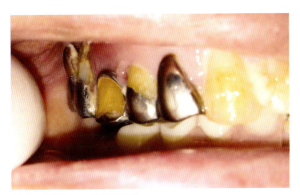

図1 初診時の口腔内所見

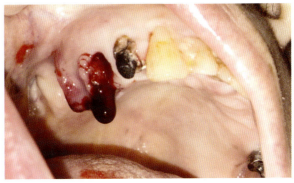

図2 抜歯直後の抜歯窩

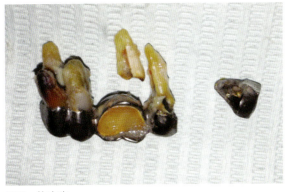

図3 抜去歯

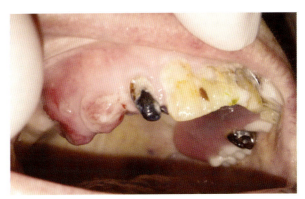

図4 抜歯1週間後の抜歯窩

■ 口腔の状態と計画

右上臼歯部歯根破折の疑いで、エックス線撮影による精査を行いたかったが、筋緊張のためデンタルフィルムの挿入が困難であり、触診での判断となった。

視診では当該歯周囲粘膜の軽度腫脹、発赤以外は異常所見を認めなかった。内服薬および血液検査では抜歯の問題となるような出血傾向や低栄養、易感染状態の所見は認められなかった。

■ 治療

通法で局所麻酔を行い、6 5|の抜歯を行った。その際、通常よりも止血が困難であった（図2）。図3のように5|は破折していた。術後出血は持続しなかったと施設より報告はあったが、1週間後、抜歯窩は図4の症状であった。悪性所見を強く疑い、施設のかかりつけ医より高次医療機関を紹介された。右側上顎扁平上皮癌と診断され、同時に肺転移（原発不明）も発見された。手術も含めた治療法が検討されたが、家族の希望で化学療法および緩和治療となり、施設復帰することなく治療開始2年後に死亡退院となったとの報告を受けた。

■ 本症で考慮した点

高齢の脳性麻痺の場合、歯の脱落時に誤飲・誤嚥を起こす可能性が高い。本症例では、脳出血後ということもあり、意識障害も併発していたことから、誤飲・誤嚥のリスクは高く、早期の抜歯が必要と判断された。

■ 今後のヒント

本症例では患者の安全面の観点から可及的速やかに抜歯する必要があった。しかし、できることならば抜歯前にエックス線可能な施設（麻酔下）で骨の状態を確認すべきであった。

6．重症心身障害　誤嚥性肺炎を繰り返す重症心身障害者への歯科治療の注意点

症例の概要

患　者　概　要：46歳・男性。
現　病　歴：嚥下障害と早急な口腔内環境の改善。
障　害：脳性麻痺、重度知的能力障害、てんかん、高尿酸血症、大島の分類1、摂食嚥下障害、誤嚥性肺炎の既往あり、医療型障害児入所施設入所。
初　診　時　所　見：車いすにて坐位保持可能だが体幹保持力が弱く湿性嗄声を認め、咳反射も弱い。口腔内にはC₄、顕著な歯石沈着、重度歯周病および半埋伏智歯を認めた。

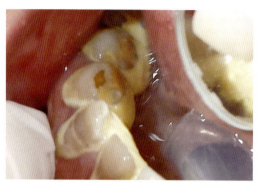

図1　初診時口腔内写真
著しい歯石の沈着によって歯が覆われている。

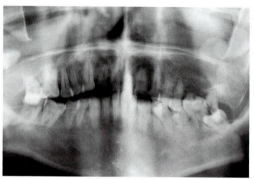

図2　パノラマ断層エックス線写真
歯冠崩壊、歯根破折、半埋伏智歯を認める。

■ 口腔の状態と計画

嚥下造影検査では不顕性誤嚥を認め誤嚥性肺炎の疑いは濃厚であり経口摂取は困難と判断した。

口腔内写真とパノラマ断層エックス線写真を示す（図1、2）。

全顎にわたる著しい歯石の沈着、2および6にC₂、7|6、6にC₄、7|7に慢性辺縁性歯周炎重度、8の半埋状を認めた。不顕性誤嚥による肺炎発症のリスクは高く、口腔内環境の早急な対応が必要であると判断した。

不顕性誤嚥を認めることから注水下歯科治療による誤嚥性肺炎発症のリスクが高いと考えられ、全身麻酔下にて施術することとした。胸部エックス線写真から慢性的な炎症の繰り返しによる機能低下が疑われ、術後管理がきわめて重要であると思われた。

■ 治療

全身麻酔下にて全顎の歯石除去、C₂の修復処置、C₄および慢性辺縁性歯周炎重度ならびに左下半埋伏智歯の抜歯を行った。抜歯窩は縫合し十分な止血を行った。術後は想定どおり、気道分泌物の吸引を頻回に行う必要があった。十分な状態回復を確認したあと、同日夕方に退院し、良好な経過であった。口腔清掃管理を指導し、その後は呼吸器疾患の発症を認めていない。

■ 本症で考慮した点

口腔疾患が誤嚥性肺炎の原因となった可能性が高く、注水下での歯科治療を行うために全身麻酔を選択した症例である。全身麻酔後には気管内挿管による刺激によって分泌物が過多になりやすい。さらに、本症例では多数歯にわたる歯石除去と抜歯によって出血量が多いことが予測された。摂食嚥下機能や呼吸機能が低下している場合は、これらを誤嚥するリスクが高く術後管理を配慮する必要があった。そのため、覚醒時に十分な止血ができているよう、予定出血量と止血時間を考慮して手術時間中の治療順序を事前に麻酔科と打ち合わせをした。

一般的には修復処置後に抜歯を行うが、本症例では抜歯を先に行い、十分な止血と縫合を確認した後に修復処置を行った。すべての治療終了後にも再度止血を確認したうえで覚醒を行った。

また、術後の疼痛管理として、坐薬による消炎鎮痛薬を覚醒前に投与した。

■ 今後のヒント

重症心身障害児者では、姿勢・運動の異常、食形態・経口摂取方法の問題などから口腔機能が低下しやすく口腔疾患の罹患率が高いものの、痛みや違和感の訴えが困難で重篤になるまで気づかれないことも多い。

重症心身障害児者の抜歯の選択基準や注意事項は基本的には通常と同様であるが、わずかな変化であっても適正な検査することは重要で、さらに将来的な口腔清掃管理を考慮し保存処置よりも抜歯が第一選択となることもある。

特に高齢になると変形・拘縮などの進行に伴って運動機能が低下し、呼吸および嚥下障害の併発率が高くなるため、抜歯後の出血による誤嚥を配慮し十分な止血が必要で、通常であれば縫合を必要としない抜歯症例であっても、しておくほうがよい。

また、粗大運動が低下してきている場合は呼吸および嚥下機能も同様に低下していることが多いため、機能を十分に配慮した治療環境を全身麻酔も含めて決定することが望ましい。

7. 脳性麻痺　ポケット測定を怠ったことによる敗血症

> **症例の概要**
> 患者概要：35歳・男性。
> 現病歴：右側下顎臼歯部の動揺、6歳初診から現在（35歳）まで歯科的管理中。
> 障害：脳性麻痺（アテトーゼ型＋痙直型、四肢麻痺）、てんかん、重度知的能力障害。
> 初診時所見：7 6 5 4 3｜動揺（動揺度2～3度）。

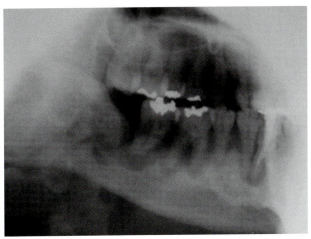

図1　初診時の下顎骨斜位エックス線写真

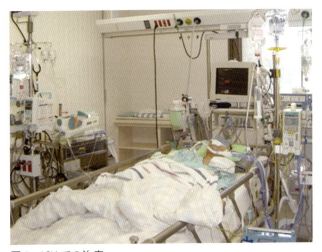

図2　ICUでの治療

■ 口腔の状態と計画

7月2日の定期検診時、7 6 5 4 3｜は動揺度2～3度で、歯周ポケットは4～7mmであった（図1）。不随意運動と拒否行動によりポケット測定は困難であったため、鎮静法下での精査のうえ抜歯が必要と判断した。

■ 治療

治療予定日前に自宅にて6 3｜が自然脱落し誤飲。8月7日来院して残存している7 5 4｜を笑気吸入鎮静法下にて抜歯した。翌日、創部に問題はなかった。抜歯後3日目に自宅で38.5℃の発熱、右側頰部腫脹、摂食困難を認め、当院へ緊急入院となった。抗菌薬の点滴投与で症状は軽快し、工事による病棟閉鎖のため、翌日に退院となった。

退院翌日に自宅で呼吸困難を認め、総合病院に緊急搬送となり、ICUへ搬送され気管挿管された（図2）。CT撮像にて両側に独立した広範囲にわたる膿瘍形成を認めた。

8月12日から鎮静下で人工呼吸器管理となり、昇圧薬の持続投与が行われ、下顎舌側切開排膿、8月14日にオトガイ下隙の切開排膿、8月16日に両側顎下隙の切開排膿が行われた。左側頰部膿瘍と交通する｜7を抜歯した。8月23日に気管切開され、全身状態の安定を認め、ICUから一般病棟へ転床し、9月7日に退院となった。退院後の現在、歯、全顎的な歯周組織状態は安定している。

■ 本症で考慮した点

右側臼歯の抜歯後に両側頰部に膿瘍形成したが、右側膿瘍は、抜歯後の搔爬が不十分であったことが考えられた。

左側膿瘍は、左側臼歯部の歯周炎が敗血症により急性化したものと思われた。患者は継続的に歯科管理を実施していたが、拒否行動が著しく、ポケット測定が困難で、歯周疾患の管理が十分でなかった。

さらに重度知的能力障害があり、可綴性義歯の使用が困難と判断し、動揺歯であっても可及的に保存していくことを優先させていた。この2つの問題点により、抜歯後に急性化し重症歯性感染症を引き起こした。

■ 口腔の状態と計画

脳性麻痺患者において拒否行動が原因でポケット測定を怠ってはいけない。それが歯周疾患の重篤化を招いたと考えられた。そして保存困難歯は、適切な判断のもとに抜歯する必要性を学んだ。そのためにも常に歯周疾患の状態を把握し、保存する利点・欠点を来院ごとに家族へ説明して、抜歯する機会を逸しないようにすべきと考えられた。

CHAPTER 3
歯内療法の診断と処置

1. 自閉スペクトラム症① 歯根未完成の深在性う蝕には生活歯髄切断法

症例の概要

患者概要：9歳・男児。
現症：6 う蝕症。
障害：自閉スペクトラム症。
初診時所見：6 に深在性う蝕が認められ、歯根は未完成の状況であった。

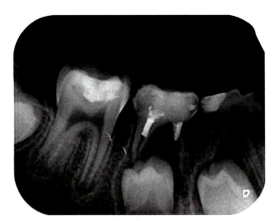

図1　術前エックス線写真

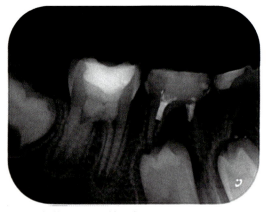

図2　術後エックス線写真

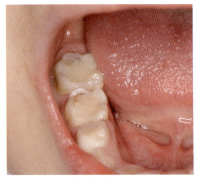

図3　術後口腔内写真

■ 口腔の状態と計画

6 には、電気歯髄診断に対し反応があったが、自閉スペクトラム症特有のクレーン行動（患歯の指差し）による訴えや保護者からの情報により、自発痛があることが示唆された。図1に術前エックス線写真を示す。

■ 治療

軟化象牙質を除去すると広範囲にわたる露髄を認めた。自発痛が疑われることや冠部象牙質の軟化が著しいこと、露髄時多量の出血を認めたことなどを考慮し、非侵襲性歯髄覆罩処置ではなく深部（根管口）でのアペキソゲネーシスを治療方法として選択した。冠部歯髄を除去し、次亜塩素酸ナトリウムとEDTA（ethylenediaminetetraacetic acid）による交互洗浄を繰り返し止血確認後、尖完成（封鎖）を目的として光重合型レジン強化型MTA（mineral trioxide aggregate）系覆髄材によるアペキソゲネーシスを行った。4壁確保のため、頰側部および遠心部の軟化象牙質の除去はスプーンエキスカベーターで除去可能な範囲にとどめ、歯冠側を低重合収縮レジン系裏層材と光重合型コンポジットレジンにて二重暫間充填した。現在、根尖が閉鎖された時点での抜髄根管充填処置を見据えて3カ月ごとの経過観察を行っている。図2に術後エックス線写真、図3に術後口腔内写真を示す。

■ 本症例で考慮した点

アペキソゲネーシスを行う際にはラバーダム防湿下での細菌感染の防止や露髄面の完全止血、象牙芽細胞が存在する生活歯髄の保存、髄腔を外開きとすること、歯冠側の緊密な封鎖など考慮した。

予後の観察では残した歯髄の感染による予後不良について定期的にエックス線撮影で観察し、同時に切断した根管口での第二象牙質の形成を観察した。

■ 今後のヒント

近年、根部歯髄の保存が可能と考えられる歯根未完成歯には、MTA材を使用したアペキソゲネーシスが臨床応用されている。

また、根部歯髄の保存が不可能な歯根未完成歯には、歯髄に対する抗菌薬による滅菌と意図的出血によって、歯根部硬組織を形成させるrevascularization（再生歯内療法）がアペキシフィケーションに代わる根管処置法として報告されている。

1. 自閉スペクトラム症② 悪習癖が疑われ歯根周囲に炎症を呈した第一大臼歯

症例の概要

患　者　概　要：11歳・男児。
現　　　　　症：左下臼歯部の腫脹と疼痛。
障　　　　　害：自閉スペクトラム症、知的能力障害。
初　診　時　所　見：6̲ 周囲歯肉の発赤および腫脹、動揺、打診痛。

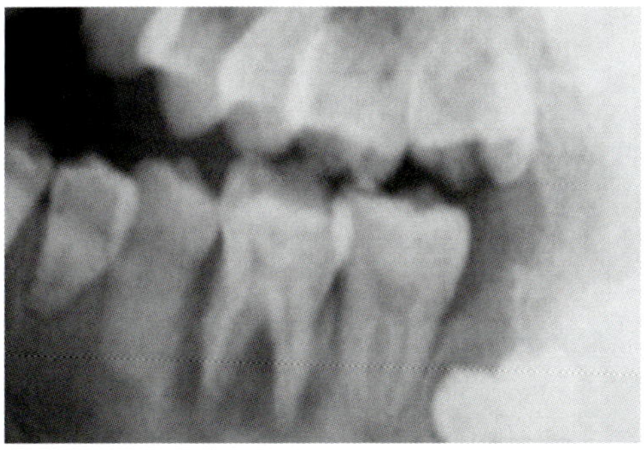

図1 6̲ 症状発現時の写真
歯根周囲に骨吸収像がみられる。

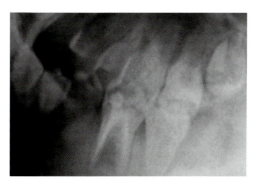
図2 6̲ 症状発現時の写真
歯根周囲の骨再生がみられる。

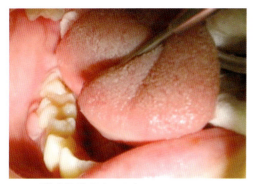
図3 ̲6 症状発現時の写真
̲6 の歯冠周囲に腫脹がみられる。

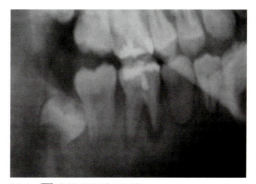
図4 ̲6 症状発現時の写真
歯根周囲に骨吸収像がみられる。

■ 口腔の状態と計画

小臼歯より前方の簡単な治療は、心理学的方法と保定を用いることによって可能であったが、大臼歯部の複雑な治療は全身麻酔下にて行っている。ブラッシングは自分磨きと介助磨きで口腔内環境は良好（PCR〈plaque control record〉約 20〜30％）、6̲ にう蝕はみられなかったが、歯冠周囲の歯肉に発赤・腫脹がみられ、動揺度は 3、エックス線写真（図1）では歯根周囲に骨吸収像がみられた。抗菌薬にて症状が軽減した。

患者には、以前から奥歯でペットボトルや玩具などの硬いものを噛む習癖があったことから、咬合性外傷を疑い治療を開始した。

■ 治療

患歯の安静を図るため、全身麻酔下で 6̲ の根管治療と低めの光重合レジン充填を行った。

この時点で既に歯根周囲の透過像は縮小傾向を示していた（図2）。その後、一度は瘻孔が発生したが、歯質とレジンの破折を繰り返しながらも急性症状はなく、現在まで経過観察を行っている。6̲ の処置後、間もなく ̲6 にも同様の症状（図3、4）が現れた。咬合面および頬側面にみられた窩洞は浅く、歯根破折もみられなかった。同様の処置をしたものの、こちらは急性症状を繰り返すため抜歯した。抜歯時の歯周ポケットは最深で 10mm であった。

■ 本症例で考慮した点

6̲ と ̲6 に相次いで歯根周囲炎が発生し、根管治療を必要とした。以前から患者には、奥歯でペットボトルや玩具などの硬いものを噛む習癖があったが、今回は家族の多忙による心的ストレスが悪習癖の増悪を引き起こしたのではないかと推測している。

■ 今後のヒント

6̲ については、レジン充填と歯質の破折が繰り返されていることから、現在も悪習癖は続いていると考えられる。歯根周囲の経過観察をしながら、金属冠による修復を検討している。̲6 については、年齢（現在 18 歳）を勘案したブリッジの適応が必要である。

2. 知的能力障害① 直接覆髄は感染を疑い一歩先の処置が必要

症例の概要

患者概要：19歳・男性。
現病歴：2013年7月、開業医より口を開いてくれないとのことで、診査、加療依頼で紹介来院。
障害：知的能力障害、療育手帳A2。治療に対する拒否が強く、レストレーナーと万能開口器による行動のコントロールが必要だが、頭ふりも強い。
初診時所見：$\overline{1}$ C_2。

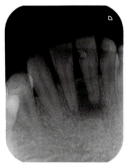
図1 瘻孔確認時のエックス線

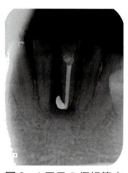
図2 1回目の仮根管充填エックス線写真

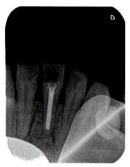
図3 根管充填時

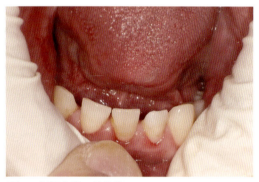
図4 根管充填、修復後

■ 口腔の状態と計画

2013年8月視診により$\overline{1}$のC_2を認める。

■ 治療

2013年8月、$\overline{1}$のコンポジットレジン修復処置を行う際、一部点状露髄を認めたため、水酸化カルシウム製剤による直接覆髄後、コンポジットレジン充填を行った。

1年4カ月後の2014年10月、$\overline{1}$のコンポジットレジン脱離により、抜髄か感染根管処置が適応と考えられたが、全身麻酔が適応と考えられるほど頭振りが強く行動のコントロール下での根管処置は困難と考え、また、レジン脱離から再治療までの時間が短いことから、再度、水酸化カルシウム製剤による直接覆髄後再充填を行った。

2度目の処置から1年1カ月後2015年11月、$\overline{1}$根尖部に瘻孔を認め、エックス線により広範な歯根嚢胞を認めたため慢性根尖性歯周炎と診断し、12月より感染根管処置を開始した（図1）。

初回の感染根管処置時は＃60までKファイルで拡大し、根管治療1回目は＃90までKファイルで拡大後FGペーパーポイントを貼薬した。根管治療2回目は、ビタペックス®を貼薬し、根管治療3回目では排膿を認めたため、再度ビタペックス®を貼薬した。根管治療4回目に排膿は止まりビタペックス®で仮根管充填とした（図2）。3カ月経過後の根管治療5回目は、＃110までKファイルで拡大後、再度ビタペックス®による仮根管充填を行った。4カ月後6回目の根管治療でガッタパーチャとキャナルス®による加圧根管充填後にコンポジットレジン修復を行った（図3、4）。

■ 本症例で考慮した点

歯髄や歯の積極的な保存のため、一般診療ではさまざまな治療方法が選択される。水酸化カルシウム製材による歯髄温存療法もそのひとつで、治療前の主訴の状態や、治療後の不快事項、違和感などを表現できない障害者においては、歯髄温存療法後の患者から、早期の症状変化を聞き取ることが難しい。今回の反省点は、初回のレジン脱離の際に、対応面の困難性から再充填を選択したが、その時点で、抜髄や感染根管処置を選択すべきであった。

コンポジットレジン修復後に歯髄壊死を生じた症例である。レジン脱離から再充填を行ったが、再充填後の1年1カ月後に瘻孔を形成し、感染根管処置を行った。歯根嚢胞の大きさから、抜歯も選択肢のひとつになり得るが、17歳という比較的骨再生力高い年齢を考慮し、ビタペックス®による仮根充を応用し、4カ月間の根管治療を行った。

若年齢では骨の再生能力も高く、今回の症例でも、順調な骨の再生が認められた。

■ 今後のヒント

根尖性歯周炎の治療では、歯根嚢胞を併発した場合、年齢などを考慮し、仮根充を応用した感染根管処置の選択を検討する。

2．知的能力障害② 日常の習癖が歯へ及ぼす影響

症例の概要
患　者　概　要：19歳・女性。
現　　　　症：歯肉の腫脹。
障　　　　害：7q－症候群、Currarino徴候、小頭症、中等度の知的能力障害（療育手帳B1）。
初　診　時　所　見：1̄の慢化Per。

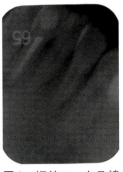

図1　術前エックス線写真

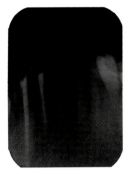

図2　根管充填後エックス線写真

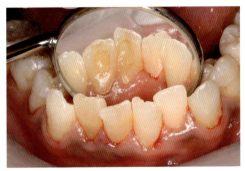

図3　下顎前歯

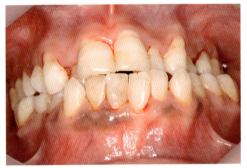

図4　咬合

■ 口腔の状態と計画

2年前に1̄の根尖部に瘻孔を認め、感染根管治療が行われていた。

患歯はそれ以前に処置の既往はなく、明らかな外傷や歯冠部に歯髄に達する大きな実質欠損はみられなかった。

ただし、患者は吸指癖があり、常に開口で流涎がみられる。母が改善を目的として、タオルを持たせていたところ、前歯で常にタオルを保持し、咬むようになった。このタオル咬みは止めることができず、再度、根尖部に瘻孔の形成がみられた。タオル咬みの慢性的な過剰負担により一次性咬合性外傷による歯周－歯内病変が生じたと考えられた。

術前のデンタルエックス線写真を図1に示す。その後、2̄も同様の症状を呈した。

■ 治療

2患歯ともに感染根管処置を行い、コンポジットレジンにて修復した。同時に歯周治療として、プラークコントロール、スケーリング・ルートプレーニングを行った。根管充填後のエックス線写真を図2に、2年経過後の口腔内写真を図3、4に示す。

後述の対処により、原因であるタオル咬みも防止でき、プロービングデプスは3mm以内、動揺度は生理的範囲内となり臨床症状は安定した。

■ 本症例で考慮した点

以前より、タオル咬みによる歯への過剰負担が心配された。知的能力障害があり止められないとのことから、ナイトガードを作製したが、本人の拒否が強く、適応は困難であった。

タオル咬みが口腔に及ぼす影響を母親に説明し、家庭と施設と歯科との連携により、作業などの関わりのなかで徐々にタオルを持たせる時間を少なくした。その結果、日常生活のなかで、本人がストレスを強く感じることなく止めることができた。現在、処置歯の状態は安定している。

■ 今後のヒント

本症例は、保護者が本人にとって善かれと思い、行わせていた習慣的な行為が口腔に悪影響を及ぼした。知的障害者の場合、周囲がその習癖に気づかない、あるいは気づいても他の行動管理が優先され、その行為は放置されることがある。口腔関連の習癖が及ぼす影響はさまざまであり、原因を追求しないまま、歯科疾患に対する処置のみで完結すると再発を招く。

歯科の立場から習癖を早期に発見し、日常生活における改善を促すことが重要である。習癖の改善には、非常に時間を要することがある。そのため、患者の生活の支援に関わる多くの人との連携により行うことで、保護者の負担を軽減するなどの配慮も必要である。

3．Down症候群　心内膜炎の予防を意識して抜歯を選択

症例の概要

- **患者概要**：38歳・女性。
- **現症**：左上の歯ぐきの腫れ。
- **障害**：Down症候群、心室中隔欠損、肺高血圧症、重度知的障害。
- **初診時所見**：口唇、指先は暗紫色で体表温度は低い。口腔内診査でEの頬側歯肉の腫脹、う蝕、乳歯晩期残存、前歯咬合高径の低下および慢性辺縁性歯周炎を認めた。

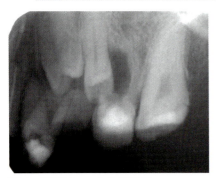

図1　初診時エックス線写真
Eの近心根が吸収し周囲が透過像となっており、透過像内に埋伏した5の歯冠部が存在する。2、CおよびDの根尖に近接した4の埋伏も認める。

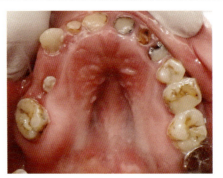

図2　E抜歯後口腔内写真（ミラー像）
5の歯冠部が一部露出しているが周囲の粘膜は比較的良好に保たれている。前歯部の咬合高径は低く、上顎前歯は根面がレジン修復され歯冠補綴処置はされていない。

■ 口腔の状態と計画

Eの近心根吸収と周囲の透過像ならびに透過像内に歯根が完成した5の歯冠部を認めた（図1）。また、2、C、Dの歯根に近接した4も骨内に認めた。Dは残根、2は根尖病巣と思われる透過像を認める。C、D、2いずれも連続した歯根膜腔を認めるため、埋伏した4との三次元的な重なりはないと思われる。以上から、歯肉腫脹の原因はEの慢性根尖性周囲炎による感染根管であると診断した。5の歯冠が透過像内に認めることから感染が疑われ、両方の抜歯が選択肢となった。しかしながら、抜歯後の可撤性義歯装着は知的能力のレベルと咬合高径の著しい低下から困難であると予測した。前歯部の上下咬合関係は低下し上顎前歯部の歯冠修復はされておらず（図2）、広範囲な臼歯部欠損は咬合回復が困難でQOL（quality of life）の急激な低下が予測された。Eの歯根周囲の骨は広範囲で吸収されているうえ、重篤な心疾患を合併しており、早急な抜歯が必要であると判断した。また、Dの残根も同様に抜歯適応とし、C、3に関しては保存することとした。さらに、5に関しては感染が予測されるものの、広範囲な欠損によるQOLの低下を避けるため保存することとした。感染根管処置後経過を追うこととした。

■ 治療

エックス線画像で根尖病巣が認められた2は感染根幹治療を行い、DEは抜歯した。重篤な心疾患を合併しており、感染性心内膜炎発症のリスクがあるため、感染根幹処置初回および抜歯時には、主治医指示のもと日本循環器学会のガイドラインに従い、処置1時間前に抗菌薬2g（AMPC）の経口投与を行った。5の歯根は完成しており、自然萌出はないと考えられたが、Eのみ抜歯し5は残存させた。

抜歯により5の歯冠が露出したが、形態異常を認めなかった。歯軸は傾斜した状態であるものの、清掃管理を徹底し経過は良好である（図2）。Cと4に関しては、現在のところ症状は出ていない。

■ 本症例で考慮した点

患者は重篤な心疾患を合併しており、感染源を除去することは重要であるが、抜歯後の口腔機能と患者のQOLを十分に検討して治療計画を立案した。その際、Down症候群がゆえの免疫機能の低下やそれに派生する骨再生能力の低下に対する考慮だけでなく、年齢、性格、生活環境といった背景因子を含めて将来予測をし、歯科疾患への対応を決定した。

■ 今後のヒント

Down症候群は乳歯が動揺せずに残存し、歯根完成した永久歯が異常な方向で骨内に残存することがある。残存した乳歯が感染した場合、骨内の永久歯も同時に感染するリスクは高い。乳歯晩期残存と永久歯の萌出遅延に対し、定期的なエックス線検査により、出来る限り正常な咬合状態に誘導することは重要である。

また、可撤性義歯の受容の困難さから抜歯が消極的になりやすいが、重篤な心疾患を合併している場合の感染根管歯は、出来る限り早期に抜歯を行うべきである。ライフサイクルに合わせながらも、より長期的な将来予測を十分に考慮し積極的な治療も必要である。

4. 脳性麻痺　不安感をなくすための工夫

症例の概要

患　者　概　要：14歳・女児。
現　　病　　歴：6̅ に自発痛を認め、二次医療機関を受診したが、処置困難で当科を紹介された。
障　　　　　害：低出生体重（未熟児網膜症、脳周囲白質軟化症）、脳性麻痺、喉頭気管形成術後、股関節筋群切離術およびハムストリングス腱延長術後（身体障害者手帳2級；肢体不自由2級、両下肢の著しい機能障害2級）、重度の知的能力障害（療育手帳A2）。
初 診 時 所 見：6̅ 急化 Pul。

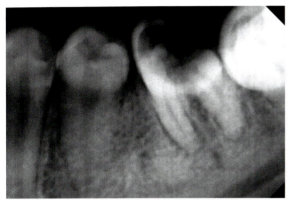

図1　初診時紹介元から持参したデンタルエックス線写真

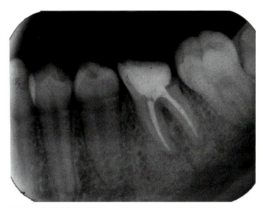

図2　根管充填後デンタルエックス線写真

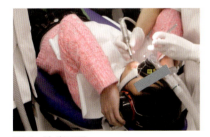

図3　治療風景

■ 口腔の状態と計画

6̅ の歯冠が大きく崩壊し、遠心面は縁下までう蝕の進行が認められた（図1）。知的障害があり、正確な歯髄診断は困難であった。患歯は2年前に一次医療機関にて歯冠修復処置を行った既往があり、その後、何らかの原因によりう蝕が進行し、歯冠崩壊に至ったと考えられた。

整形外科主治医より「痛みなどがあると怖くなってしまい、すべてのことに対して忌避的になる傾向がある」と情報提供を受けていたため、痛み刺激を与えないように十分配慮した。

■ 治療

全身麻酔下での処置依頼であったが、処置内容から判断して、姿勢緊張調整パターンをとり、30％亜酸化窒素（N_2O）による笑気吸入鎮静法下で身体の緊張を緩和した。表面麻酔を行い、局所麻酔は時間をかけて施行し、可及的に無痛治療を試みた。頬の緊張が強いが、レジンにて隔壁を作製し、ラバーダム防湿を行い、視野を確保して感染歯質を除去し、抜髄、根管充填処置を行った（図2）。歯冠修復については、現在はコンポジットレジン修復で咬合状態を確認しながら、最終的には補綴物を装着する予定である。

■ 本症例で考慮した点

痛みに対する強い恐怖心に加え、姿勢の緊張、聴覚過敏があり、それらを緩和するために笑気吸入鎮静法を行った。

ユニットへ移乗した直後は緊張により口呼吸となることから、フェイスマスクにより導入を開始し、5分程度吸入して緊張を緩和させ、落ち着いたところで、鼻マスクを用いた。

また、聴覚過敏に対してはイヤーマフを装着し、マフに患者自身が手をあて、しっかり耳を塞ぐことで音刺激の軽減と精神的安定を図ることができた。ミラーなどの器具による舌や頬への刺激により、過度な緊張が生じ、治療が困難となることがあるが、ラバーダム防湿を行うことで、視野の確保と唾液による汚染を回避できた。

■ 今後のヒント

咬合の要である第一大臼歯に限らず、早期の歯冠崩壊は咬合状態を大きく左右する。可能な限り抜歯を避け保存処置で対応することが大切である。

前医での処置が困難となった理由を把握することは重要である。本症例では痛みに対する不安感から、緊張が強くなり、忌避的になったと考えられた。これに対して初回（抜髄時）には、ステップごとに器具を見せ、十分な説明を行い、患児の表情を観察しながら、納得して受容できるまで待つことが大切である。一度受容できると自信や安心感につながり、その後の処置は疼痛への配慮を行うことで円滑に適応できることも多い。

定期的な受診において、咬合や歯周組織の状態や口腔・顎機能の評価、管理を適切に行っていく必要がある。

障害者歯科医療と障害者福祉

わが国の障害者の歯科医療は1960年代から徐々に充実しながら現在に至っています。

当時の障害者歯科は、障害者の歯科疾患を治療することがすべてでした。そして、行動調整の困難さを理由として、歯科医学のスタンダードとは別に、便宜的で応用的な処置を行うことも多く、その治療方針の決定は歯科医師誘導型であることがほとんどでした。

患者である障害者は、日常生活で何らかの障害福祉サービスを利用して生活しています。そこで、歯科医療を提供する側は障害者福祉のプログラムや考え方を理解する必要があります。日本の障害者福祉は、その制度が「障害者自立支援法」（現「障害者総合支援法」）によって2012年に大きく変化しました。その基礎には、国際連合の障害者権利条約を日本が批准したことが挙げられます。この条約の骨子は、患者の基本的人権の擁護にあり、そのために国内法の改正や新設が必要となりました。

改正障害基本法は、その第一章に障害者の人権擁護と共生社会を謳っています。差別解消法、虐待防止法などで、障害者の意思決定の支援と最善の利益を追求するという考えが広まり、福祉サービスの分野での意識改革や障害者の人権意識も高まりました。

これらのなかで、現在は医療的モデルと社会的モデルという考えが広まっています。わが子の障害が告知されるとき、あるいは自分に障害が生じたとき、多くの親や当事者は医学の力で障害を解消したいと願います。薬物や手術、そしてリハビリテーション、時には祈祷に頼り、障害を治そうとします。しかし、障害は治すことができないゆえに障害であり、それに気づいた親や当事者は悲嘆に暮れます。障害があると、不自由なだけでなく社会的に不利であり、それは人として不幸という考えから脱することができません。このような考えを医学的モデルといい、障害は個の責任であり、それにより生じるさまざまな不利もまた、個の問題とされます。

これに対して、障害者の生きにくさや社会的不利は社会に原因があり、社会が障害者の生活を困難にしているため、障害者の社会的不利は社会に責任があるという考えが社会的モデルです。仮に、障害者の口腔が惨憺たる状態であれば、それはその人個人の責任ではなく、その障害者の口腔が健康であるための機会と支援を提供しなかった社会に原因と責任があるという考えです。このような考えは、すべて障害権利条約にベースがあります。言い換えると、障害者歯科とは、障害者の口腔が健康である権利を守るための歯科医療ということができます。そこでは、応用と便宜が優先された歯科医療から、患者との対話に裏付けされた患者の意思決定による、患者の権利が守られた歯科医療へと進化している姿を認識することができます。

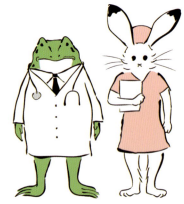

CHAPTER 4
歯の修復と補綴治療

1．自閉スペクトラム症① 悪習癖を考慮した歯冠形態が必要

症例の概要

患　者　概　要：43歳・男性。
現　病　歴：1984年6月初診で6|の歯冠崩壊を主訴に来院。その後1996年まで中断する。1996年以降は継続して通院中。
障　害：自閉スペクトラム症、療育手帳A2、着ている衣服の襟部分を前歯で食いちぎる習癖あり（食いしばりが強く開口維持は困難）。
初 診 時 所 見：6|は視診によりC4と診断。

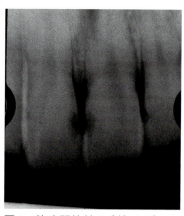
図1　治療開始前の1|1のデンタルエックス線写真

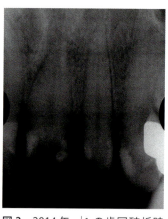
図2　2014年、|1の歯冠破折時のデンタルエックス線写真

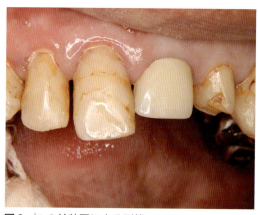
図3　|1の前装冠による形態

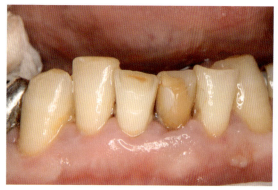
図4　下顎前歯切端面の咬耗

■ 口腔の状態と計画

1998年4月に1|1のエックス線検査（図1）と視診によりC2と診断。

■ 治療

|1に関しては、1999年4月に初回のコンポジットレジン修復を行い、2013年までに17回の脱離、修復処置を繰り返した。2014年4月には歯冠破折により一部露髄のため、抜髄、ガッタパーチャとキャナルス®による加圧根充、コアレジンによる支台築造後レジン前装冠による治療を行った（図2、3）。|2も同様で、1999年4月のコンポジットレジン修復から現在まで8回の修復処置を行った。

■ 本症例で考慮した点

患者は自分のTシャツの襟部分を前歯（特に左側前歯部分）で噛みちぎる習癖があり、コンポジットレジンの脱離とう蝕の再発を多数回認めた。自閉スペクトラム症患者では、食いしばり、習癖などから脱離を繰り返すケースが多く、特に、前歯においては極力コンポジットレジン修復を第一選択とした。

一般的には充填部分が多面にわたってくる場合は、レジン前装冠などの全部冠修復を選択する場合が多いが、前装冠脱離を繰り返すことも多く、状況によっては歯根破折を合併する脱離ケースも考えられるため、可能な限り、コンポジットレジン修復で維持する治療方針とした。

|1のレジン前装冠と|2のコンポジットレジン修復では、審美性より機能性を重視し、前方誘導時の干渉のない歯冠形態とし、衣服の食いちぎりによる脱離防止を考慮した。

2008年時のデンタル写真で、再発する脱離に対して|1の歯冠形態が小さくなってきているのが読み取れた。前方誘導時の上顎前歯切端舌側面と下顎前歯切端唇側面の咬耗が激しく、|1 2の歯冠形態は2 1|に比べると明らかに歯冠長が短く、習癖時でも衣服を歯で噛めないよう考慮した形態とした（図4）。

■ 今後のヒント

前歯部での引きちぎりなどの習癖のあるケースでは、全部冠補綴では脱離や歯根破折などのリスクを伴うため、可能な限りコンポジットレジン修復による治療を選択する。

歯の修復と補綴治療 − 歯冠補綴　CHAPTER 4-1

1. 自閉スペクトラム症② チェアータイムに制限を要した症例

症例の概要		
	患者概要：	26歳（初診時）・男性。
	主　　訴：	食事摂取時の痛みの疑い（母親からの訴え）。
	障　　害：	自閉スペクトラム症、知的能力障害、難治性てんかん、喘息、卵アレルギー。
	初診時所見：	入室および開口の拒否にて口腔内は不明。強い口臭あり。なお、パノラマエックス線写真撮影にて多くの根尖病巣を認めた。

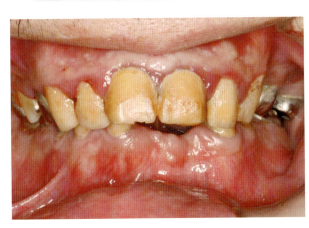

図1　全身麻酔後の口腔内写真
下顎前歯は既に欠損していた。プラークの堆積と歯肉の発赤が顕著である。

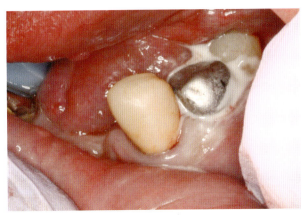

図2　既成金属冠の装着
当該歯は永久歯であるが既製金属冠を装着した。

■ 口腔の状態と計画

初診時は口腔内検査が不能であった。パノラマエックス線写真は撮影可能であったため、写真より全顎的歯科治療が必要と診断し、全身麻酔下での歯科治療を計画した。

■ 治療

全身麻酔後に撮影した口腔内写真を図1に示す。パノラマエックス線で不明瞭な画像を呈した前歯についてデンタルエックス線撮影を行い、治療方針を決定した。

4̄はC₃慢性増殖性歯髄炎であったため、歯周基本検査、スケーリングを行った後、麻酔抜髄即日根管充填処置を行い、支台築造後に既製金属冠（図2）を装着した。

■ 本症例で考慮した点

本症例は、遠方に居住され、交通手段および家族の付き添いの都合上、2回連続の来院が不可能であった。本来は鋳造冠で最終補綴するところではあるものの、今回は諸条件から、次善の策を選択した。

なお、永久歯である下顎第一小臼歯に乳歯冠を選択した理由は、臼歯を多く抜歯したために、咬合による当該歯への負荷が増えることを踏まえ、破折の可能性が低い金属材料が望ましいと考えたからである。

■ 今後のヒント

本症例のように1日のみの加療に制限されている場合、筆者は永久歯にも既製金属冠を用いた修復を行っている。

障害者治療は患者のニーズに応じて臨機応変に対応せねばならない。患者背景を考慮すると、本症例には間接法である鋳造冠補綴は不可能であった。このような場合は、直接修復方法のなかから最善のものを選択するのが望ましい。

2. 知的能力障害　咬合採得が困難な場合の工夫

症例の概要

患　者　概　要：39歳・男性。
主　　　　　訴：左下の欠損部分と前歯の改善を希望。
障　　　　　害：知的能力障害、難治性てんかん。
初 診 時 所 見：口腔内には咬合不正、6欠損、1コア脱離、2金属コアが認められ、全身には自傷行為による顔面部および手背の広範囲に自傷行為による擦過傷が認められた。

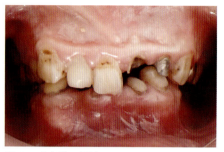

図1　咬合時の写真
前歯部の咬合高径が低く、上顎前歯部口蓋側と根面にレジン修復がなされた下顎前歯部残根が密接している。

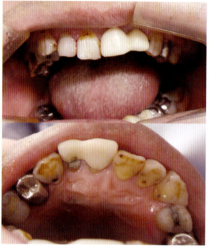

図2　即時重合レジンにて12を連結させたプロビジョナルレストレーションを作製
写真上：唇側面、写真下：口蓋側（ミラー像）。
2の口蓋側咬合関係上、コアが露出した状態である。

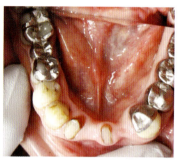

図3　口腔内に装着したアンレーブリッジ（ミラー像）
複雑な形態であるが、適合性は良好である。

■ 口腔の状態と計画

6相当部の欠損、1コア脱離および対合歯に近接した2金属コアを認めた。2および1はレジン根面版であり歯冠修復はされていなかった。試験的にパラフィンワックスや咬合採得用シリコーン印象材を口腔内に挿入したところ、閉口誘導がされず、咬合採得は困難であると判断した。

したがって、下顎左側の咬合回復を目的とした固定性ブリッジは機能咬頭を残したアンレーブリッジとした。さらに、前歯部咬合の低位を認め（図1）、歯冠補綴物による審美回復は困難と思われたため、プロビジョナルレストレーションを最終補綴物として使用することとした。

■ 治療

上顎前歯のプロビジョナルレストレーションの口蓋側は金属コアを露出させた状態であるが、唇側は1、2番のみが突出することなく審美的回復が得られ良好である（図2）。

また、下顎左側の治療は、咬合採得以外は問題なく遂行された。現在、下顎左側アンレーブリッジ（図3）は脱離することなく良好な状態である。

■ 本症例で考慮した点

本症例では、可能な限り機能咬頭を残した補綴物を作製した。アンレーブリッジは複雑な形態であるため、完成までの過程でゆがみが生じやすい。ゆがみを極力軽減するよう印象時はラバー系印象材を使用した。また、咬合採得が困難であることから印象は全顎とした。

さらに、模型上に咬合部位にマーキングし、咬合器付着後に診療室で実際の口腔内と比較した。上顎前歯部は、食内容から審美回復を主とし、唇側に突出することがないよう考慮した。

■ 今後のヒント

咬合採得や咬合調整が困難な症例は非常に多い。

異常な顎運動がみられることもあり、咬合調整も難しいことがある。機能咬頭を残したとしたアンレーブリッジは有用であると思われる。複雑な形態となるため完成までの過程で歪みやすいこと、装着後の清掃管理が困難となりやすいことなどが挙げられ、十分に見極めて施術することが望ましい。

また、咬合関係の異常や、歯列不正から鋳造物による歯冠修復が困難なこともあり、装着した後に脱離を繰り返すことが多い。

咬合力を配慮する必要はあるもののプロビジョナルレストレーションを最終補綴物とし経過を追うことも選択肢のひとつになると思われる。

3．Down 症候群① 抜歯の同意が得られない歯列外歯の補綴

> **症例の概要**
> 患　者　概　要：47 歳・男性。
> 主　　　　　訴：う蝕治療希望。
> 障　　　　　害：Down 症候群、最重度の知的能力障害（療育手帳 A）。
> 初 診 時 所 見：3|急化 Pul にて抜髄、根管充填後。

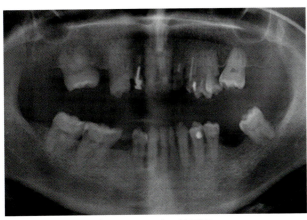

図 1　全身麻酔時パノラマエックス線写真

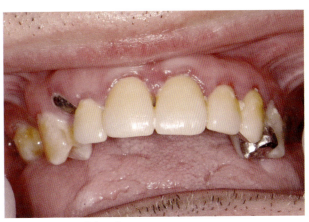

図 2　現在の口腔内写真

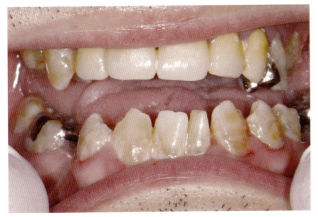

図 3　現在の口腔内写真

■ 口腔の状態と計画

　根管充填後の歯は、歯列外の 3|で歯冠の崩壊が著しく、歯頸部以下の根のみが残っていた。

　さらに、歯磨きの自立がなく、継続管理もできておらず清掃不良の状態であった（図 1）。

■ 治療

　主訴の歯は歯列から唇側にはみ出していたため抜歯も選択のひとつと考えたが、保護者の同意が得られずに抜髄とし、根管充填後に全部被覆冠による修復の適応と考えた。

■ 本症例で考慮した点

　抜歯に対する保護者の同意が得られなかったことからコーピングで対応することで清掃性は改善した。支台築造と全部被覆冠による修復を行っても、日常の清掃管理が不完全であり、隣接歯への影響を考えて清掃の有利さを優先した。

　コーピングにあたっては、その形態を、ブラッシングしやすいように高径を低くし、歯周組織への影響が少ないように設計した（図 2、3）。

■ 今後のヒント

　Down 症候群では咬合や歯列の不正から、う蝕の修復にあたって考慮が必要なことが多い。

　その場合、審美性、咬合の回復、清掃のしやすさの何を優先的に順位づけするかが問題となる。

　判断は患者の生活環境、知的能力、口腔保健への理解、障害者歯科医療の環境、保護者と本人の希望などが判断基準となる。

3. Down症候群② 反対咬合の補綴

症例の概要

患　者　概　要：28歳・男性。
主　　　　　訴：1｣根尖部歯肉腫脹を訴え来院。
障　　　　　害：Down症候群、房室中隔欠損症、重度の知的能力障害（療育手帳A1）、左側聴覚障害。
初 診 時 所 見：1｣口蓋側にう蝕、1｣部頬側歯肉に腫脹を認めた。反対咬合である。

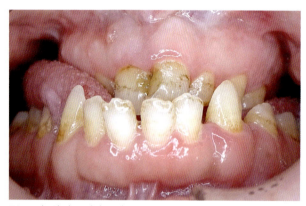

図1　初診時口腔内写真
1｣部頬側歯肉に腫脹を認める。

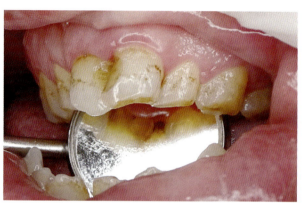

図2　初診時口腔内写真（口蓋側ミラー）
1｣口蓋側歯頸部にう蝕を認める。

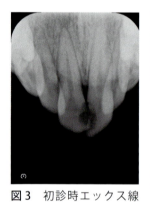

図3　初診時エックス線写真
1｜1歯冠部近心に透過像を認める。

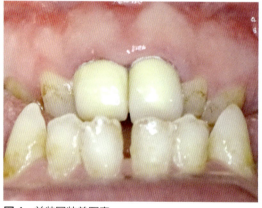

図4　前装冠装着写真
1｜1にレジン前装冠を装着した。

■ 口腔の状態と計画

1｜1歯冠近心部から口蓋側に深在性う蝕を認めた。エックス線写真では歯髄に近接する透過像と歯根膜腔の拡大を認めた。上顎劣成長による反対咬合と過蓋咬合、巨舌を認めた。前歯は咬合せず、臼歯部のみ咬合していた。

オーバーバイト7mm、オーバージェット－12mmであった。

7年前（21歳）に、1｜1歯冠のCR充填を行い、その後3～4カ月ごとに定期的口腔衛生管理を継続して受けていた。毎日の口腔清掃は母親が行っていた。常用している薬はない。

■ 治療

局所麻酔下で、1｣の軟化象牙質を除去中に露髄したため、麻酔抜髄を行った。1｣は感染根管を行った。1｜1は根管充填後にコアを築造し、前装鋳造冠を作製した。

■ 本症例で考慮した点

開口保持が困難なため、手際の良い処置が求められた。

根管処置、歯冠修復は通法どおりに行った。反対咬合のため、臼歯部で咬合させ、前歯部でのガイドは行わなかった。

■ 今後のヒント

Down症候群の不正咬合の発現率は高く、半数近くに反対咬合が発現するとの報告もある。

Down症候群による不正咬合は歯科矯正の治療の保険適応疾患であり、矯正歯科を行う症例も増加している。

局所的な不正咬合では補綴処置のみで咬合改善が可能だが、本症例はオーバージェットが大きくマイナス値でかつ過蓋咬合のため、補綴処置で前歯部被蓋を改善はできず、反対咬合のまま補綴処置を行った。

Down症候群は、加齢とともに歯周炎が悪化しやすい。歯周炎予防のため定期的な口腔衛生管理が重要である。巨舌のため、口腔内に舌が収まらず持続的に舌圧がかかりフレアアウトを起こしやすい。

4. 脳性麻痺① 補綴物の咬頭干渉を小さくする

症例の概要

患　者　概　要：47歳・男性。
現　　　　　症：う蝕症。
障　　　　　害：アテトーゼ型脳性麻痺（両下肢麻痺）、軽度の知的能力障害。
初　診　時　所　見：口腔清掃状態は不良であり 654| に深在性のう蝕を認めた。

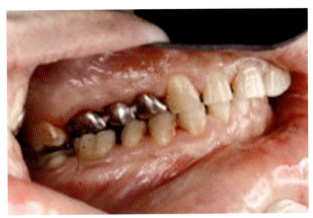

図1　術後口腔内写真（頬面）

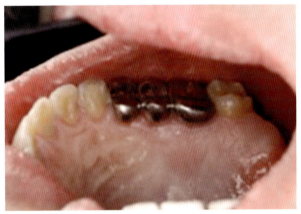

図2　術後口腔内写真（咬合面）

■ 口腔の状態と計画

654| のう蝕は、持続性の自発痛があることから、急性全部性単純性歯髄炎と診断し、抜髄処置を行うこととした。また、5| には2度の動揺が認められた。

■ 治療

抜髄根管充填後の歯冠修復に、咬合による歯の破折を予防するために金属による全部被覆冠が必要と判断した。

初回治療では 654| の抜髄即根充、支台築造、形成、印象採得を行い、事前に作製しておいたテンポラリークラウンを仮着した。2回目の治療では同部位に対し全部鋳造冠を装着した。

図1、図2に術後口腔内写真を示す。

■ 本症例で考慮した点

本症例の支台歯形成においては、術後の冠脱離や冠破折、歯の破折を防止するために、機能咬頭・非機能咬頭ともに対合歯とのクリアランスを十分に確保し、機能咬頭部においては歯冠側咬頭外斜面と2面形態の軸面の形成を丁寧に行った。

また、全部鋳造冠を3歯連冠として装着したが、3連冠のメリットは、歯ぎしりによる冠脱離防止のための補強、動揺を認める第二小臼歯の固定、歯の移動防止などである。

しかし、歯の生理的動揺を止めてしまうことや歯間部（隣接面）の自浄作用が阻害される、1歯単位での二次う蝕や脱離の発見が難しい、3歯単位での術後管理が必要となるなどのデメリットが挙げられる。

■ 今後のヒント

グラインディングなどの歯ぎしりや過度の噛みしめがみられる脳性麻痺患者に対する歯冠補綴では、顎の側方運動時に補綴物の咬頭干渉が生じないよう咬頭傾斜角を小さくすることや、無咬頭を含めた平坦な咬合面形態にすることなどを考慮しなければならない。

そして、補綴物装着後の脱離や歯の破折を防ぐために印象採得は可能な限り全顎トレーで行い、咬合器上で顎運動を十分に考慮して補綴物を作製しなければならない。

また、全部鋳造冠を連冠として装着する場合、冠辺縁を歯肉縁上に設計することで1歯単位での二次う蝕の有無や冠の接着状態が発見しやすくなる。

4. 脳性麻痺② 前歯部切縁はメタルで被覆

症例の概要

患者概要：59歳・男性。
主訴：下顎欠損部分の改善と咬合回復の希望。
障害：脳性麻痺、睡眠時無呼吸症候群。
初診時所見：口腔では、1̄の動揺、7654|4567の欠損、舌突出を主とした不随意運動、舌根沈下を認め、全身では、著しい痙性麻痺と側彎、姿勢異常を認める。1～2年前より頸部の神経圧迫の状態が悪化し、ユニットに横たわるのにも痛みを感じるようになり、初診時は長時間のユニットに姿勢を保持しておくことは困難であった。

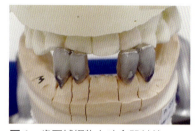

図1 歯冠補綴物と咬合器付着
歯冠補綴物は切縁にメタルを付与。咬合器に付着した場合、両側下顎前歯は上顎よりも下顎のほうが前方に位置しているが、本来の咬合は、左側はわずかに前方で右側は切縁である。

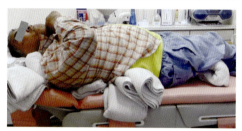

図2 治療環境の設定
神経圧迫をしないようタオルを用いて姿勢の変形に合わせた環境設定を行った。疼痛や麻痺部位が変化するため診療ごとに患者と相談しながら設定する。

■ 口腔の状態と計画

1̄は著しく動揺しており、骨吸収は根尖に達していた。7654|4567が欠損し、付随して上顎臼歯部が挺出していた。また、下顎の著しい不随意運動を伴っていることから上顎前歯部切縁には咬耗を認めた。過去に保険診療によって前歯部の双子鉤やワイヤーコンビネーションクラスプによる下顎遊離端義歯を2回作製しているが、著しい舌突出と異常顎運動によって口腔内に保持することができないため、使用を断念した経緯がある。

以上より、1̄は抜歯とした。欠損部分は、顎堤のアンダーカットが利用でき、リジットサポートが確立できるスウィングロック・アタッチメント義歯を作製することとし、そのための歯冠補綴を下顎前歯部に施すこととした。咬合力が前歯部に集中しやすいことから、力の分散を考慮し、切縁にメタルを付与したものにし、さらに両側残存歯をそれぞれ連結させることとした。

■ 治療

前歯部咬合関係を写真にて記録したうえで、二次障害の頸椎症性脊髄症への対応を最も考慮し、外来で一連の治療を行った。咬合採得は、咬合床の口腔内の保持が困難であったため、歯科用インプレッションコンパウンドを用いて行った。咬合器に装着後（図1）、診療室で実際の咬合と比較確認し微調整した。

■ 本症例で考慮した点

本症例では診療における姿勢、咬合関係の再現、歯冠補綴物の形態設計の3点を主に考慮した。本症例は脳性麻痺における代表的な二次障害である頸椎症性脊髄症を併発した典型的な症例である。痛みやしびれからくる歯科治療中の不随意運動を最小限にするためタオルを用いて姿勢の工夫を行った（図2）。咬合関係の再現では、事前に口腔内写真にて記録したものを参考にし、さらに最終印象前にプロビジョナルレストレーションによる調整期間を設けた。歯冠補綴物の形態設計はスウィングロック・アタッチメント義歯に用いるアイバークラスプの形態に合わせて、頬側歯頸部から山状にメタル部分を設けるものとした。審美的には、前歯部での切縁および歯頸部へのメタル付与は良好でないが、機能面を考慮した場合は必要な設計であると考えられる。

■ 今後のヒント

脳性麻痺は非進行性であるが、長期にわたる異常な筋緊張は頸椎症性脊髄症に代表される二次障害による運動機能障害を誘発する。歯科治療の姿勢は患者にとって、今まで以上に、より大きな負担となりやすく、歯科治療時には障害の状態に合わせた対応が必要となる。また、運動障害による口腔清掃管理の困難さや、異常顎運動や舌突出に起因した軟食に偏った食形態などにより、早い段階から歯を喪失しやすい。それに伴って咬合負担が少数歯に集中しやすくなる。

こうした加齢に伴う全身機能および口腔機能に合わせた補綴物で機能回復を試みていくことが重要である。咬合力の分散と咬耗への対応として、歯の連結や切縁のメタル付与、そして切縁部分の面積を通常よりも広く設けることなどの工夫は試みる価値があると思われる。本症例のように審美的な面よりも機能面を重要視した設計をすることも必要となる。

5．重症心身障害　咬傷を伴う脳性麻痺患児への対応

症例の概要

患　者　概　要：0歳9カ月・女児。
現　　　　　症：舌尖と下唇の潰瘍形成および哺乳・栄養障害。
障　　　　　害：脳性麻痺、知的能力障害（重症心身障害児）。
初　診　時　所　見：約1カ月前に上下顎乳中切歯が萌出開始。直後より舌尖と下唇に咬傷を繰り返した。その後、経口栄養摂取が困難となり経鼻栄養に切り替えられた。

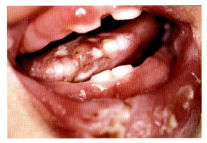
図1　舌尖と口唇の易出血性潰瘍

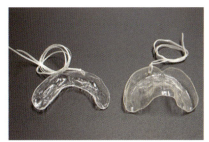
図2　最初に使用したマウスピース

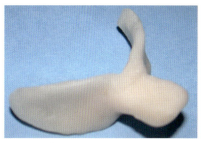
図3　咬合状態での印象採得に用いたトレー

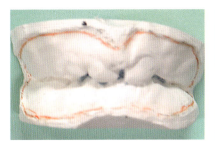
図4　オーラルスクリーン用の作業模型

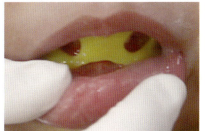
図5　排気孔を付したオーラルスクリーン

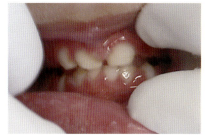
図6　治癒後の口唇
舌の潰瘍も消失した。

■ 口腔の状態と計画

初診時、上下顎乳中切歯が萌出途中で、舌尖と下唇に易出血性の潰瘍が認められた。痙直型の脳性麻痺であるため開口保持は困難であった。軟膏塗布による経過観察、A|Aの鋭縁削合、マウスピースタイプの保護床の作製を段階的に行うことを計画した。

■ 治療

A|Aの削合とトリアムシノロンアセトニド（ケナログ®）の塗布を行ったが治癒しなかったため、ハードタイプのマウスピースを装着した。
マウスピースは数回作製を繰り返したが、潰瘍は縮小傾向を認めるだけで治癒には至らず、床辺縁部に潰瘍を生じた。そのため、オーラルスクリーンの適応を検討した。
その結果、咬傷が減少し、病変は徐々に治癒に向かい、完治した。

■ 本症例で考慮した点

印象採得は中切歯の萌出のみで顎堤も小さく、既製トレーのサイズが合わず、個人トレーを作製し行った。また、開口保持も難しく、精密な印象は困難であり、トレーの調整を繰り返し、複数回の印象が必要であった。マウスピースには誤飲・誤嚥防止のためにフロスをつけた。完全治癒に至らなかったが、これは、マウスピースが不安定であること、また装着時に患児の緊張が亢進し咬みこみが強くなったことが理由として考えられた。オーラルスクリーンは、当初、即時重合レジンで作製したが、硬いため接触した粘膜に潰瘍を形成した。そこで軟性のスポーツガード用樹脂への変更を検討した。オーラルスクリーンタイプのトレーを作製し、唇面のみの印象を採得し、それを作業模型とし圧接作製した。呼気により飛び出すことが多かったため排気孔を付し、なるべく臼歯部まで辺縁を延長して、良好な結果が得られた。

■ 今後のヒント

軟性の合成樹脂シートを用いたオーラルスクリーンにより、抜歯を行うことなく、舌および口唇の咬傷が治癒した。有効であった理由として、
① 着脱を患児自身で行えないため、持続的に創部保護と自傷防止ができた
② 本装置は緊張を誘発することがなく、母親による着脱が容易であった
③ 装置を臼歯部まで延伸し、さらに排気孔を設けることで安定性が得られた
④ 装置をカラーにしたことにより、口腔内での状態把握が容易になり、家庭での管理と安全性が向上した
⑤ 顎骨と歯列の成長、歯の萌出を抑制する危険性が少なかった
などが考えられた。

1. 自閉スペクトラム症　ブリッジ適応にあえて義歯で対応した症例

症例の概要

患　者　概　要：49歳・男性。
現　病　歴：1990年6月初診で⑤⑥⑦頰側歯肉が腫れて歯科治療を希望し来院。
障　害：自閉スペクトラム症、療育手帳A2、追視が多く、パターン行動へのこだわりが強い。日常面でも異食、自傷など問題行動が多く歯科的適応は低い。
初診時所見：⑤⑥⑦の⑦頰部歯肉に発赤腫脹を認める。

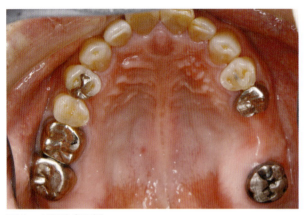

図1　上顎咬合面観
⑥⑦欠損部は、1本空隙のため一本義歯で対応した。

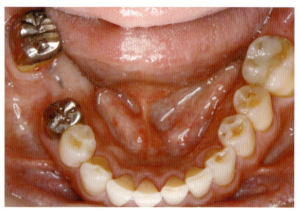

図2　下顎咬合面観
⑥欠損部の口腔内。

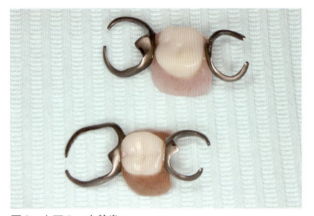

図3　上下の一本義歯

■ 口腔の状態と計画

初診時の視診とエックス線検査から、⑦の急性根尖性歯周炎、歯肉縁下までのC₃と診断。

■ 治療

⑤⑥間でブリッジを切断し⑦の抜歯を行った。

抜歯後の治療計画では患者への治療負担を考慮し、最初に義歯による補綴処置を計画、実施した（図1）。

患者の義歯に対する適応は高く、義歯への愛着行動のような一面もみられ、容易に着脱可能で十分な使用が可能であった。その後、クラスプの破折などにより、初回の義歯セット後、1991、1992、1997、2007、2008、2011、2014年の7回の義歯再作製を行った。

2015年7月、⑥の慢性根尖性歯根膜炎により抜歯を行った。上顎での義歯適応の経緯から⑥の欠損補綴にも義歯を選択し、⑥の一本義歯を作製した（図2）。

■ 本症例で考慮した点

障害者にとっての義歯の管理には困難性が推測されるが、自閉スペクトラム症患者に義歯を試みた結果、自閉スペクトラム症特有のこだわりや固執が幸いし、本人による十分な義歯管理が可能であった症例である。

■ 今後のヒント

自閉スペクトラム症では口腔内へのこだわりや感覚異常など認める場合が多いが、視覚認識能力の高さから、一瞬にして義歯の上下、近心、遠心を見分け、容易に着脱できる症例であった。

義歯の写真からもわかるように、術者でさえ、上下の義歯の区別、着脱方向の判断には時間がかかるが、患者本人は一瞬にして区別してしまう（図3）。

2. 知的能力障害① 義歯調整時に遭遇した悪性腫瘍

症例の概要

患者概要：78歳・男性。グループホーム入所中。日常生活動作（activities of daily living：ADL）は一部介助。意思疎通は簡単な会話であれば可能。性格はやや頑固。
現　症：義歯による下顎粘膜の傷の精査。
障　害：知的能力障害、認知症。
初診時所見：義歯によって図1のように下顎左側の前歯から臼歯相当部にかけて傷が生じ、食事の際に痛みを訴えるということで往診依頼があった。

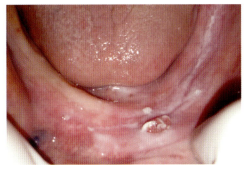
図1　初診時の口腔内

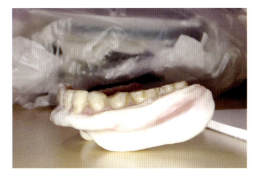
図2　粘膜調整剤の使用および義歯調整

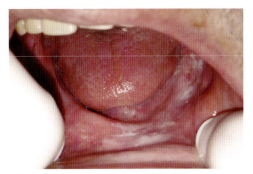
図3　義歯調整後
下顎左側には白斑板様の粘膜を認める。

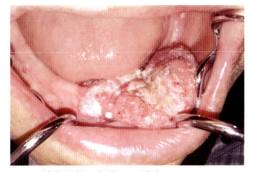
図4　義歯調整2年後の口腔内

■ 口腔の状態と計画

下顎義歯不適合による義歯性潰瘍があり、左側歯槽堤は義歯装着時に疼痛を認めた。

当時、左側の腫瘤はかかりつけ内科医によって生検を行った後であり、異常所見は認めなかったと説明された。上顎に残存歯があり咬傷の疑いもあったが、咬合状態を確認するも関与はないと思われた。

■ 治療

粘膜調整剤の使用および義歯調整（図2）を行って1週間後、図3のように軽快し、本人からの訴えもなくなった。左側に限局した白斑に変化がないことから悪性を危惧して、本人および施設側に継続加療を説明するも受け入れられず、ここで中断となった。

2年後、義歯装着困難で再診依頼があった際には図4のように肉芽の増殖を認めていたため、悪性所見を強く疑い、施設のかかりつけ医より高次医療機関へ紹介された。悪性腫瘍と診断され、同時に進行した胃がんも発見された。手術も含めた治療法が検討されたが、家族の希望で化学療法および緩和治療となり、施設復帰することなく、治療開始1年後に死亡退院となったとの報告を受けた。

■ 本症例で考慮した点

往診での対応になると、治療方法に制限があることに加えて、患者が高齢であることから、その治療方針の決定方法に困難を伴う。

本症例では知的障害、認知症に加え、本人が性格的にやや頑固であり、施設スタッフも治療の強要をきっかけに日常のケア介入が難しくなることを危惧していた。そのため、できるだけストレスの少ない処置を選択せざるを得なかった。

■ 今後のヒント

往診において悪性が疑われる病変を発見することは珍しくはない。それに対してさまざまな職種に対する説明が必要となる。一方で、患者の生活状況を把握している立場として、生命予後、特に健康寿命に考慮した治療法の検討と選択を高次医療機関に提案する必要がある。終末期を見据えた医療の提供を常に頭にとどめておきたい。

2．知的能力障害②　支台歯に 4/5 冠を用いた前歯ブリッジ症例

症例の概要

患　者　概　要：15歳・男児。
現　　　　　症：1|歯冠破折。
障　　　　　害：重度知的能力障害、心室中隔欠損術後。
初 診 時 所 見：1|の歯冠が破折によって失われていた。

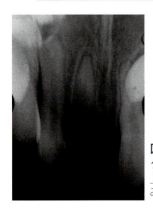

図1　1|破折時のエックス線写真
2|1 の骨植は良好でう蝕はみられない。

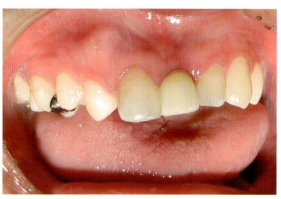

図2　②1|① ブリッジの唇側面観

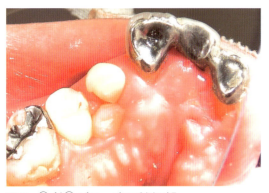

図3　②1|① ブリッジの舌側面観

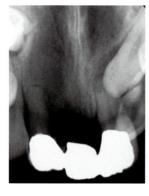

図4　②1|① ブリッジ除去直前のエックス線写真
2|1 歯根周囲の歯槽骨に吸収がみられる。

■ 口腔の状態と計画

体育の授業中に他の生徒と衝突したため、1|は破折し、歯冠と歯根1/3が失われていた。残根は抜歯することとした。患者は、歯磨きのための歯ブラシでも、咬んだり体を動かしたりして抵抗することが多かったため、可撤義歯の使用は困難と判断し、ブリッジによる治療を行うこととした。両隣在歯にはう蝕はみられず、骨植も良好であった（図1）。

■ 治療

2|1 を3/4金属冠の支台歯とする②1|① ブリッジを装着した（図2、3）。3年後に脱離し、再装着を行った。このとき、2|の動揺度は2度であった。
その3年後、再びブリッジが脱離した際、2|の動揺は3度であった。さらに2年後、再び2|のみ脱離した。軟化象牙質を除去した後、ブリッジを再装着したが、②1|① 全体の動揺度は2度であった。さらに2年後にはブリッジ全体の動揺度が3度となったため、やむなく支台歯ごと抜歯した（図4）。

■ 本症例で考慮した点

2|1 にはう蝕が全くなかったため、歯冠歯質をできるだけ保存したいとする保護者の希望を取り入れ、②1|① ブリッジの支台を3/4冠とした。しかし度々、支台歯の脱離が発生したことを考えると、維持力という観点からみて、3/4冠より全部被覆冠のほうが適切であったかもしれない。本症例のように、遠方のため3カ月に一度しか通院できない症例では、歯科保健管理を十分に実践することが難しいため、なおさら確実な選択肢を選ぶべきであった。さらに、口腔内環境が不良であったこと（PCR〈plaque control record〉は約60％）も、2|1 の歯周疾患を悪化させた要因と考える。

■ 今後のヒント

患者の年齢を考慮すると、歯列の乱れを防止しつつ成長後にも対応できるよう、プロビジョナルレストレーションの使用を考慮してもよかったと考えている。ただし、咬合力や維持力の観点から、支台歯には全部被覆冠の採用が適切と考える。
今回の症例では、治療方針決定の際には、患者周囲の状況（保護者の希望、口腔内環境、病院へのアクセスなど）を考慮したうえで、より堅実な判断が求められていることを改めて痛感した。

歯の修復と補綴治療 — 欠損補綴　CHAPTER 4-2

2. 知的能力障害③　義歯装着後の継続的観察が必要だった症例

症例の概要

患者概要：49歳・男性。
主訴：右下が腫れている、入れ歯を作りたい。
障害：知的能力障害、Down症候群、生活は在宅で、基本的な日常生活は自立しており通所施設を利用している。
初診時所見：5⏋の顕著な動揺と瘻孔を認めた。

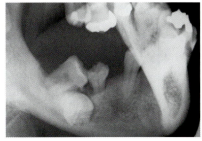

図1　10年前のエックス線写真（側斜位）
6⏋が下方に向かって埋伏し、7⏋が6⏋に覆いかぶさっている。5⏋根尖と6⏋歯冠の距離は保たれている。

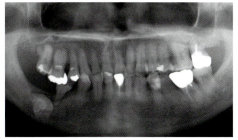

図2　初診時パノラマ断層エックス線写真
5⏋が下方に向かって傾斜して埋伏しており、5⏋の根尖に近接している。

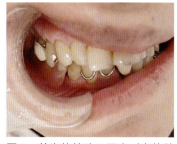

図3　義歯装着時の写真（未装着期間経過後）
最初の義歯装着時に上顎咬合平面を調整したが、6カ月間の未装着により4⏋、6⏋の挺出が認められ顎堤との関係も悪く、義歯不適合となっている。

■ 口腔の状態と計画

エックス線写真（図1）から歯肉腫脹の原因は5⏋であると判断した。5⏋の根尖と埋伏した6⏋の歯冠部が近接し、同一透過像内に認められることから2本とも抜歯の必要性が高いと思われたが、6⏋の抜歯は骨折のリスクが高く、年齢、免疫機能を考慮し5⏋のみ抜歯とした。

抜歯後の欠損部分への対応は、順応性が高く、性格が几帳面、家族の意識も高いことから可撤性義歯とした。

■ 治療

事前に義歯作製過程をシミュレーションして作製した。義歯設計は一般的なものであったが無理なく受容し、口腔清掃管理も良好であったため長期的な健診へ移行した。

2年後、作業所で義歯を玩具として扱いはじめたことで作業所への義歯の持参を禁止されたのをきっかけに、装着しなくなり、対合歯が挺出した。残存させた6⏋相当部から排膿を認め、コンピュータ断層撮影法による精査により抜歯を検討している。

■ 本症例で考慮した点

義歯作製には多くの過程があり、知的能力障害の場合は最終補綴物だけでなく作製過程においても印象や咬合採得など受容困難となる場合も多い。そのため、本症例で義歯受容の可能性について作製過程においてもトレーニングが必要と判断した。

そこで、義歯作製のモデル模型を用いて説明し、その後、患者自身の仮印象を行って作製した模型から即時重合レジンにて簡易的な義歯用の構造物（模擬義歯）を作製した。

クラスプも術者がワイヤーで作製し模擬義歯に付与した。模擬義歯そのものに対する反応や口腔内に装着した時の反応を診療室で家族と術者で観察したところ口から出す、嫌がるなどの行動はみられず、一定時間装着可能であった。これらのことから義歯作製過程および作製後の受容は良好であると判断した。

しかしながら、定期受診を長期間に変えたことで、義歯の使用ができなくなったことを認識するのが遅れ、結果的に対合歯の挺出を誘発させてしまった。挺出した対合歯による刺激で残存させた埋伏歯から排膿を認めることになり、広範囲な抜歯を検討する必要が生じた。

保存か抜歯かのどちらを選択しても、義歯装着による排膿ないし骨折のリスクが上がるため、再作製は予定せず、口腔機能の維持をどのようにしていくかが今後の課題である。

■ 今後のヒント

本症例は7 6 5⏋の歯列不正が予後不良の原因である（図3）。咬合誘導など早期に対応していたならば、広範囲の抜歯の必要性はなかったかもしれない。

長期的な将来予測を踏まえた治療を常に心がけておくことが重要である。義歯装着受容には、パーソナリティによるところも大きいとされている。事前の歯科治療での行動観察や日常生活情報は有用であるが、実際に施してみないとわからないことも多い。少なくとも、諦めずに多くの知識と情報をもって接していくことが重要である。また、受容状態が良好であっても短い期間での定期受診によって変化を見落とさないことも必要である。

2．知的能力障害④　てんかん発作により欠損の補綴をブリッジで

症例の概要

患　者　概　要：28歳・男性。グループホーム入所中、日中はデイケアを利用し、日常生活動作（activities of daily living：ADL）は一部介助。意思疎通は困難。
主　　　　　訴：上下前歯部の欠損補綴希望。
障　　　　　害：自閉スペクトラム症、知的能力障害。
初 診 時 所 見：1年前よりてんかんを発症。1週間前に食事中にてんかん発作を生じ顔面から転倒。上下顎前歯部が完全脱臼し救急外来受診。その後、家族の強い希望もあり、上下顎前歯部の補綴治療を依頼された。なお、反芻癖を認める。

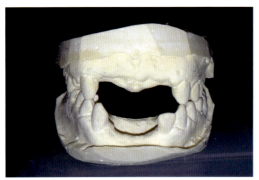

図1　補綴前

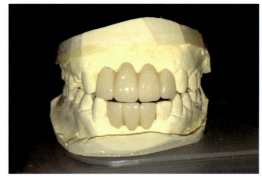

図2　補綴後

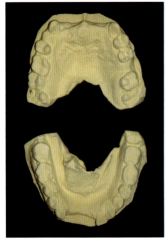

図3　補綴前

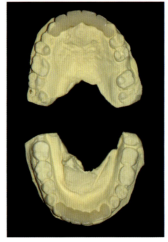

図4　補綴後

■ 口腔の状態と計画

2+2、2+1までの完全脱臼。

受傷直後に救急外来受診するも治療抵抗が強く、脱臼歯の固定を試みるも自己抜去に至ったため、経過観察となっていた。当院初診時、脱臼した部位の創部治癒は良好であったが、全顎的に酸蝕症による多数歯のう蝕が認められた。通法のブリッジでは、発作時の転倒から支台歯の破折を招き欠損を拡大させる恐れがある。反芻癖による酸蝕症が避けられない状況での天然歯の切削は、歯の保存をさらに困難にする。よって、転倒時の支台歯の保護、天然歯の保存および再治療の簡便性の観点から、③21|12③および③21|1②③ 硬質レジンによる接着ブリッジを計画した。

■ 治療

通法下で印象採得後、硬質レジンで作製した接着ブリッジを接着性レジンにてセットした。装着直後はやや興奮していたものの、鏡で確認後は違和感を訴えることはなかった。施設スタッフによると、食事などにも問題はなく、外そうとすることもなかった。以後、定期的に経過観察を行っている。

■ 本症例で考慮した点

通常の治療計画であれば、義歯もしくは適宜抜髄後のブリッジが選択されるだろう。しかし、
①治療の協力度が低く、治療は短時間で終了させる必要があったこと
②知的障害があり、義歯の管理に問題があったこと
③てんかん発作の可能性があり、固定式の補綴は臨在歯の予後に不安があること
④反芻癖があり、酸蝕症があること
これらから、切削処置はできるだけ回避したいと考えた。なお、全身麻酔に関しては入所以前より家族から拒否があった。

■ 今後のヒント

本症例は開咬であるため、このような処置でも良好な予後を得られている。ただ、障害特性や年齢などによって、歯の予後を考慮した対応が必要と考えており、本症例のようにてんかん、反芻があるケースでは切削処置の回避が歯の延命につながると考えた。

3. Down症候群① ストレスのない義歯作製と装着練習

症例の概要

患者概要：44歳・女性。
現病歴：歯周疾患による歯の喪失で、「義歯を入れて噛めるようにしたい」という家族の強い希望。補綴経験なし。22歳より施設入所。
障害：Down症候群、乳がん初期。
初診時所見：7+6欠損（|7はP3）、765|、|67欠損。

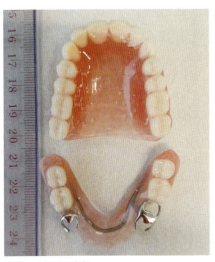

図1 上下顎義歯

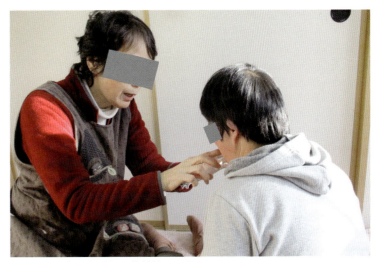

図2 歌を歌いながらの装着練習風景

■ 口腔の状態と計画

重度の知的障害（IQ20未満）頑固な性格、他者とのコミュニケーションが困難なため、歯科治療への協力が得られず、歯科治療は抑制法で実施してきた。IQ20以下なので義歯を使いこなすことは困難と説明したが、保護者の強い要望があり、義歯作製を行うこととした。

しかし、義歯作製のための歯科治療を抑制下で実施することは、その後の義歯使用のための練習に悪影響を与えると考え、病院歯科へ紹介し、静脈内鎮静法下での|7抜歯、上顎総義歯、下顎部分床義歯の作製を依頼した。

なお、紹介先の病院歯科での処置は、紹介元の歯科医師が担当した。

■ 治療

静脈内鎮静法下で、通常の手順で義歯を作製した。印象採得は、アルジネートを使用した。咬合床を使い、上顎の咬合平面決定後、水平的には上下顎正中小帯を、垂直的、矢状方向的には下顎前歯の被蓋、顔貌を参考にして下顎を誘導し、咬合採得を行った。新製義歯の初めての装着も静脈内鎮静法下で行い、装着した状態で覚醒を待った。下顎義歯はそのまま入れていたが、上顎は舌で押し出してしまった。

着脱は介護者が行うよう指導した。

■ 本症例で考慮した点

歯科治療時に不快感を与えない配慮をし、義歯の重要性を説明した。装着に際し、義歯は大切なもの、患者本人の所有物であり、口に入れるものであることを強く認識させ、義歯を粗末に扱ってはいけないことを繰り返し介護者が教えた。装着練習は毎日機嫌の良いときに歌を歌いながら行い、地道な装着練習を繰り返した。口腔内に入れるものであることは理解でき、おもちゃとして遊ぶことはなかった。

製作後、2カ月ほどで下顎の部分床義歯は口腔内にしばらく入れておくことはできたが、上顎の総義歯は装着してもすぐに押し出してしまった。

表1　IQと義歯使用の可能性

50以上	高い
25～49	使用できる者もいる
25未満	著しく低い

下顎の義歯を装着した状態で食べ物を食べると義歯を外してしまい、義歯を使って咀嚼をすることはできなかった。

■ 今後のヒント

IQは、義歯装着の学習能力を評価するうえで重要である。そしてIQが低いと欲求不満耐性が低く、義歯の装着の違和感に耐えられない傾向にあると思われる。さらに本人のパーソナリティも関与する。

今回は、ストレスのない義歯作製が患者－歯科スタッフとの関係を壊さず、義歯使用練習のスムーズな受け入れにつながったと思われる。

しかし、義歯使用の限界もあり、改めて歯を喪失しないために若年時からの歯科管理の重要性を認識した。

3．Down症候群② 歯周疾患後の審美性回復の補綴処置

症例の概要
患　者　概　要：33歳（筆者初診時）・女性。
主　　　　　訴：歯周疾患の治療希望（母親からの訴え）。
障　　　　　害：Down症候群、房室中隔欠損症（術後）、知的能力障害（軽度）。
初診時所見：上下顎前歯部に激しい動揺を認める。口腔清掃状態は良好。

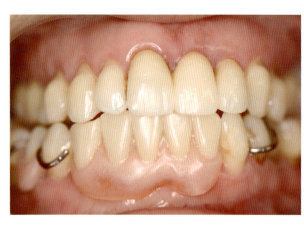

図1　補綴装置装着5年後の口腔内写真
家庭でのプラークコントロールおよび月に1度の通院により、プラークの残存や歯肉の発赤はほとんど認められない。

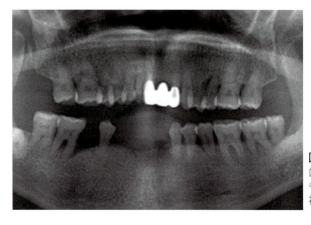

図2　補綴装置装着5年後のパノラマエックス線写真
歯槽骨の吸収は顕著であり、垂直性の骨吸収も認められるが、母子ともに衛生状態の維持に熱心であり、排膿などの所見もないため新たな補綴や抜歯は行っていない。

■ 口腔の状態と計画

初診時には歯周疾患が悪化しており保存不可能な歯が存在した。

エックス線および歯周検査の結果、上顎は1本、下顎は6本の抜歯が必要と判断し、患者の能力を鑑みたうえで、上顎は固定性義歯、下顎は可撤性義歯とする方針をたてた。

■ 治療

患者は通法下の歯科治療に十分に適応できるため、抜歯を含むすべての治療を通法下にて行った。

上顎前歯にはオールセラミックブリッジ、下顎にはレジン床義歯を装着し、清掃指導、着脱指導を行った。

図1、図2は術後5年経過した状態である。

■ 本症例で考慮した点

患者は幼少から歯科治療を受けており協力度はとても高かったが、筆者初診時には既に早期発症型の急速に進行した歯周炎に罹患しており、多数歯の抜歯を余儀なくされた。

Down症候群に特徴的な短根、巨大舌、開口、口呼吸もあり、今後も歯周炎の進行を止めることは不可能な状態である。引き続き抜歯を行わねばならない可能性が高く、上顎前歯の補綴装置としては保険適用材料を勧めたが、患者の母親のたっての願いにより審美性を重視したオールセラミックブリッジに切り替えた。患者母子の満足度は非常に高く、さらに熱心に通院されるようになった。

■ 今後のヒント

Down症候群の場合、一定の年齢を超えれば歯周疾患の対応が最も重要な問題となる。特に補綴治療を行う場合、歯周治療なくして咬合は安定しない。

患者の治療への協力を得るためには、幼少時から歯科治療に慣れることが必須である。

歯の修復と補綴治療 − 欠損補綴　CHAPTER 4-2

3．Down 症候群 ③　進行した歯周疾患と有床義歯

症例の概要

患　者　概　要：34歳・女性。
主　　　　　訴：前歯が次々抜けて咬めない。
障　　　　　害：Down 症候群、重度知的能力障害（療育手帳 A）、糖尿病。
初 診 時 所 見：重度歯周炎、欠損歯・動揺歯多数、臼歯部咬耗、口腔清掃状態良好。

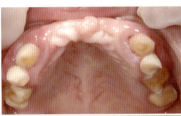
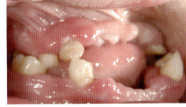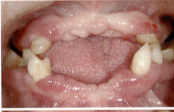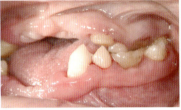
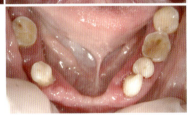

図1　初診時口腔内写真

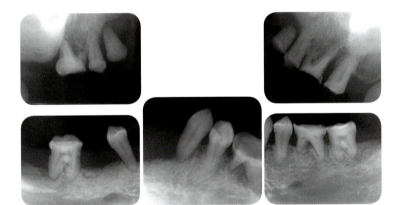

図2　初診時デンタルエックス線写真

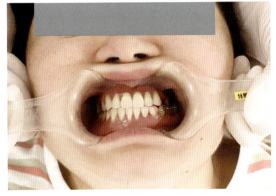

図3　義歯装着時口腔内写真

47

■ 口腔の状態と計画

　口腔内診査、歯周精密検査およびデンタルエックス線検査より、重度歯周炎に罹患しており、全歯に動揺がみられた。特に動揺が著しい歯を抜歯後、義歯を作製することとした。

　来院の約1年前から前歯が次々と脱落し、3|3 および 4|3 は動揺が著しく保存不可能であり、他の歯もすべて動揺があり、歯周ポケットはおおむね5mm程度であった。

■ 治療

　患者は理解良好で、義歯の作製に前向きであったため、即時義歯を作製後、歯周基本治療を開始した。

　義歯作製から6年間で新たに4本が抜歯となっており、歯周炎の進行を抑えきれていないのが現状である。

■ 本症例で考慮した点

　患者は、嘔吐反射がみられたため、印象採得には硬化の速いタイプのアルジネート印象材を必要最小限の量で使用するなどの工夫をした。また、動揺のみられる鉤歯に対しては、寒天印象材の量を多めにして鉤歯に対して加圧されにくいよう配慮した。

　本症例で、下顎の義歯は巨舌により顎堤に圧下され、緩めのクラスプでも適合良好であったが、上顎の義歯作製においてはDown症候群特有のアンダーカットの少ない小さい歯を鉤歯とするために、6|6 をクラウンで歯冠修復しアンダーカットを得て義歯を作製する必要があった。

　本症例では患者らが審美性を重視し正常被蓋の義歯を希望したが、義歯装着後の6年間で抜歯となった4本のうち2本が前述の鉤歯であることから、Down症候群患者の歯冠補綴は咬合が過重とならないように被蓋関係を慎重に検討するべきであると考える。

■ 今後のヒント

　Down症候群患者においては、歯根が短く咬合力による影響を受けるため、歯の動揺が急速に進行する場合があることから早期から咬合力のコントロールを行うことは有用であると考えられる。また、Down症候群患者の歯冠修復に際しては、修復後の咬合負担に耐える歯根長や歯槽骨があるかなど十分に検討する必要がある。

歯の修復と補綴治療 − 欠損補綴　CHAPTER 4-2

4．脳性麻痺①　可撤性局部義歯による機能回復

症例の概要

患　者　概　要：43歳・女性。
現　　　　　症：ブリッジの脱離。
障　　　　　害：アテトーゼ型脳性麻痺（身体障害者手帳1級；肢体不自由1級、両下肢の著しい機能障害1級）、C型肝炎。
初 診 時 所 見：③②1|1 2③④：ブリッジ脱離、2|：慢化 Per、|4：急化 Pul。

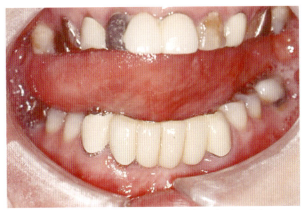

図1　ブリッジを装着した状態の口腔内写真（33歳）

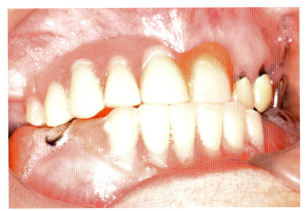

図2　義歯装着時の口腔内写真（43歳）

■ 口腔の状態と計画

　33歳時はほぼすべての歯が残存し、上顎前歯部はレジン前装冠が装着され、臼歯部は全部鋳造冠またはインレーにより修復されていた（図1）。
　43歳時の受診時はブリッジが脱落し、2|は根尖病巣を認め、|4 はう蝕により歯冠が崩壊していた。歯肉の炎症は軽度で、動揺歯はなかった。アテトーゼ型脳性麻痺に特有の不随意性の歯ぎしりや食いしばりが非常に強くみられた。
　義歯への理解はあり、ブリッジによる修復は支台歯に過度な咬合圧や外傷性の力が働き、長期的な予後は不良であることが予測されたため、可撤性義歯を作製することとした。

■ 治療

　静脈内鎮静法にて、②|の感染根管処置と|④の抜髄処置を行い、根管充填後、根面板とした。その後、通法にて上下顎に残根上義歯を作製した。
　開口筋と閉口筋の協調が乏しく、不規則な顎運動がみられる。タッピングが不安定で咬合採得がほとんど不可能なため、義歯を作製後、十分な咬合調整を行った。
　また義歯の着脱は介助が必要であり、咬反射もみられるため、着脱しやすい設計に工夫をした（図2）。義歯の適合は良好で、審美性の回復とともに口腔機能の回復も図ることができた。特に捕食、ストローの保持などは、ブリッジ装着時と同程度の状態を維持できた。

■ 本症例で考慮した点

　上顎は33歳から43歳までの10年間に補綴物の脱落、う蝕、歯周疾患のため、残根や抜歯となっていた。
　義歯作製にあたり、義歯の安定性を考慮した。維持をクラスプだけでなく根面板として義歯床と連結することで、多数歯による咬合支持を確立し、特定の部位への負担の集中を避け、適切な維持が持続できるようにした。
　また、義歯の破損防止に配慮し、床の厚みを十分確保した。不随意的な側方滑走運動時にも義歯の安定が得られるように、十分な咬合調整を行った。

■ 今後のヒント

　多数歯の喪失により長い遊離端欠損が生じた場合には、適応条件を満たせば、精密性アタッチメント義歯やコーヌス・テレスコープ義歯などの rigid-connecting 様式の採用も検討する必要がある。メタルプレートにすると義歯の破損防止や作用する力の支台歯への分散にもつながると考える。また、高齢化するアテトーゼ型脳性麻痺者では頸椎症性脊髄症を合併しやすく、咬合も発症要因のひとつとなる。
　発症すると短期間で著しく運動能力の低下をきたすとの報告もあり、咬合状態を良好に保つことはこのような観点からも重要である。

4. 脳性麻痺② 可撤性義歯の作製は強度を高めて咬合圧を分散

症例の概要		
	患者概要：	57歳・男性。
	現症：	義歯が緩くなり外れやすい（義歯不適合）。
	障害：	アテトーゼ型脳性麻痺知的障害はない。
	初診時所見：	クラスプの一部が欠け、維持力が弱くなっていた。

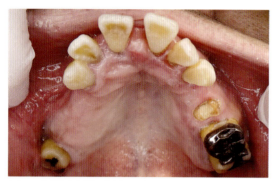

図1 初診時上顎口腔内写真

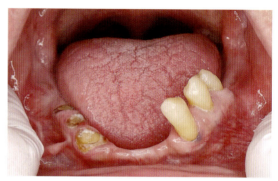

図2 初診時下顎口腔内写真

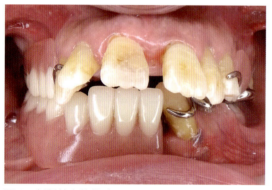

図3 新製義歯装着時
上顎前歯のフレアアウトを認める。

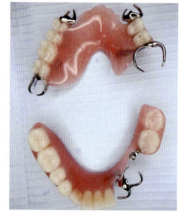

図4 新製義歯
支持力を増加するため支台歯を多くし、嘔吐反射抑制のため口蓋床部分を削合した。

■ 口腔の状態と計画

旧義歯は、7-4|45、7 1|1267に装着されていた。上顎前歯21|12にフレアアウトを認め、咬合高径は低下していた。旧義歯装着後は定期的口腔衛生管理のため通院し、義歯の調整を適宜行ってきた。筋の緊張と不随意運動を認め、開口保持は困難で咬反射と嘔吐反射、過開口がみられた。義歯の脱着は家族が行っていた。義歯調整での維持力保持は困難であったため、新義歯作製を計画した。

■ 治療

義歯作製は通法に従った。既成トレーで概形印象採得し、個人トレーで連合印象した模型から咬合床を作製し、仮床作製試適後に新義歯を装着した。

印象採得時に咬反射を起こすと、トレー破損や口腔組織の傷害を起こす危険があるため、印象時の咬反射予防と口腔衛生状態向上を兼ね、診療前に歯科衛生士による口腔ケアを実施した。ファストタイプのアルジネートを使用し開口時間を少なくした。嘔吐反射抑制のため、軟口蓋部に印象材がオーバーしないよう調整した。

咬合採得時は、過緊張による噛み込みや顎変位を避けるため患者をリラックスさせ、咬合が安定する位置を本人に尋ねながら、左側側切歯と犬歯の咬合位を参考にして咬合高径を決定した。

■ 本症例で考慮した点

開口保持が困難なため、手際の良い処置が求められた。義歯作製工程は通法どおりに行い、各工程で不適合部分を改善した。咬反射と不随意運動による義歯破損を防止のため、義歯床を可及的に厚く設計した。義歯の把持と支持を増強するために支台歯を上顎4歯と下顎2歯とし、下顎1歯にレストを追加して介護者が着脱しやすいシンプルな構造とした。嘔吐反射抑制のため上顎床は口蓋を覆わない形にした。

■ 今後のヒント

脳性麻痺患者への欠損補綴は、過重圧がかかりやすいので、義歯強度を高めて咬合圧を分散させ、補綴装置の破損を予防する。長時間の義歯使用のため、介護者には義歯清掃方法だけでなく、残存歯などの口腔ケアを継続的に指導することが重要である。

4. 脳性麻痺③　スウィングロック・アタッチメント義歯

症例の概要

患者概要：62歳・女性。
主訴：義歯作製希望。
障害：脳性麻痺、不安障害（歯科恐怖症）。
初診時所見：7̅6̅ のみ残存し、舌および下顎の不随意運動は著しい。全身的な筋緊張はあるものの、日常生活に大きな支障はない（夫、子どもと3人暮らし）。

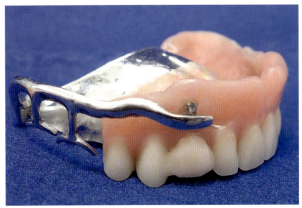

図1　スウィングロック・アタッチメント義歯
アイバークラスプにより残存歯がリジッドに把持される設計がなされ、3̅相当部頰側にロック部分が付与されている（妻鹿純一先生の作製後一部修理調整で継続管理）。

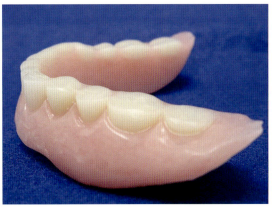

図2　下顎総義歯
著しい下顎の不随意運動があるためスピーの彎曲は極力小さく、むしろ最後臼歯はあえて大きく切削している。

■ 口腔の状態と計画

残存歯は動揺し、舌突出と異常顎運動を伴う不随意運動が認められ、義歯の口腔内保持が困難であることが予測された。

運動障害はあるものの手指機能は巧緻性を保っている。以上のことからスウィングロック・アタッチメント義歯（図1）が有用と判断した。

■ 治療

義歯作製のための印象採得時に嘔吐反射が著しく抗不安薬服用下で行った。

咬合採得は可能であったが、不随意運動の出現のため咬合調整が困難であったため、リマウントにより咬合調整を行った。

異常顎運動のためスピーの彎曲は極力小さくし、さらに人工歯咬頭を削除した（図2）。

結果は良好であり、動揺歯をリジッドに把持することで動揺歯が保存でき、さらにロック式のため不随意運動による義歯脱離は認めなかった。

■ 本症例で考慮した点

脳性麻痺による筋緊張と異常絞扼反射への対応は、キシロカインスプレーでは逆効果であったため、抗不安薬にしたところ可能であった。

義歯の安定のために、人工歯配列において、スピーの彎曲を少なくしたうえ咬頭を削除した。特に最後臼歯を大きく切削したことは義歯の安定につながった。

また、咬合採得および咬合調整の不確実さはリマウント作業を行うことで補った。

■ 今後のヒント

本症例は18年間に及ぶ長期的管理をしており、抜歯による増歯が繰り返されたものの上顎はスウィングロック・アタッチメント義歯の使用が継続されている。下顎は残念ながら総義歯となった。

しかしながら、舌や顎運動に不随意運動および過緊張が著しく顎骨の吸収もある症例であっても、咬合時には安定しており口腔内に保持されている。

脳性麻痺の義歯の装着は苦慮される症例は非常に多い。保険診療適用の義歯では困難なことも多く、スウィングロック・アタッチメント、コーヌスクローネなど選択肢を広げて試すことは有用であると思われる。

また現在は、歯科治療中の異常絞扼反射や筋緊張は軽減されている。長期的に管理し関わっていくことで、信頼関係が構築されたことだけでなく術者側が患者の特性を理解し適当な休憩のタイミングなどを提供できるようになっていることも影響していると思われる。術者側は疾患の特性だけでなく患者のパーソナリティを深く理解することも重要である。

4. 脳性麻痺④　咬合採得はシリコーン印象材で

症例の概要

患　者　概　要：60歳・男性。
現　　　　　症：歯の動揺痛。
障　　　　　害：脳性麻痺。
初　診　時　所　見：1̲ および残存した C̲ に動揺と排膿、全顎にわたる咬耗が認められた。不随意運動は著しく、姿勢の異常もみられたが、重篤な二次障害は認めない。知的障害は認めず、重症心身障害者施設に入所。

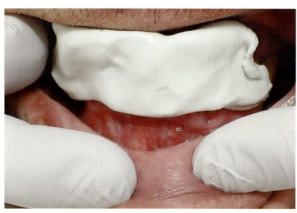

図1　咬合採得時の写真
咬合した状態で唇側からコルトフラックス®（歯科用シリコーン印象材；㈱ヨシダ）を圧接し咬合関係を記録した。

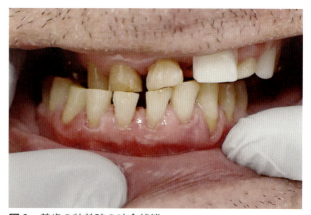

図2　義歯の装着時の咬合状態
咬合指示で過緊張となり、通常とは異なる状態で強く咬合するが脱離はない。

■ 口腔の状態と計画

動揺歯はエックス線検査により歯根全周に透過像を認め、予後不良であると予測されたため抜歯適用と判断した。上顎前歯部欠損により舌突出が著しくなること、審美的な面からも欠損補綴が必要であると判断し、1̲、C̲ の可撤性義歯とすることとした。

■ 治療

印象採得は、嘔吐反射が出現するものの、可能であった。咬合採得は、不随意運動の出現および咬合指示に対する正常咬合の再現が困難であり、工夫が必要であった。

欠損が2歯の前歯部のみであったため、リマウントによる咬合調整は行わず、口腔内で直接調整した。

■ 本症例で考慮した点

欠損補綴の種類、義歯の設計および咬合採得が考慮した点である。異常顎運動による咬耗を認め、確定はできないが前歯の動揺の原因となったことが想定されたため、固定性加工義歯より可撤性義歯のほうが有益性が高いと判断した。

小さな1～2本の可撤性義歯となるため誤飲の危険性を考慮し、クラスプ位置をあえて小臼歯部に設定し、結果的に大きめの義歯になるようにした。咬合採得時にパラフィンワックスや咬合採得用シリコーン印象材を用いたが、意図的な咬合では緊張が著しくなり正常咬合を再現できなかった。

そこで、自然に咬合した際にコルトフラックス®を唇側から圧接して咬合関係を記録することで代用した。

■ 今後のヒント

脳性麻痺などの肢体不自由者や外傷を受けやすい患者の場合、前歯部の欠損に対する欠損補綴の選択は苦慮する。小さな可撤性義歯は異常な顎および舌運動による脱離や誤飲の危険性がある。一方、固定性加工義歯は咬耗で歯冠長が短縮している支台歯形成による歯髄への影響、不確実な咬合採得による咬合回復の困難さ、異常顎運動時の支台歯への負担過多が想定される。

どちらもメリットとデメリットが存在するため、患者の行動特性、パーソナリティ、現在および将来的な生活環境など総合的に判断する必要がある。侵襲性が低いものから選択するのもひとつの手段である。

また、咬合採得は指示することで過緊張になりやすく、本来の咬合では採得できないことが多い。その場合は、本症例で示したコルトフラックス®や歯科用インプレッションコンパウンドなどで代用することは有用である。

5．重症心身障害　マウスピース型の義歯

症例の概要		
患者概要	：	42歳・女性。
主訴または現症	：	歯の動揺痛。義歯作製希望。
障害	：	右膿胞腎による四肢機能障害、最重度知的能力障害（療育手帳A）、てんかん、障害者グループホーム入所。
初診時所見	：	2̲1̲|1̲2̲ MT：動揺歯（M3）3̲|3̲、動揺歯（M2）4̲|4̲ 5̲、動揺歯（M1）8̲-5̲|6̲-8̲ 。

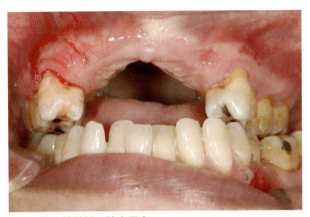

図1　義歯装着前口腔内写真

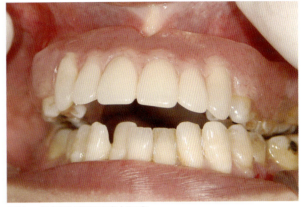

図2　義歯装着時口腔内写真

■ 口腔の状態と計画

地域診療所で 2̲|2̲ を鉤歯とした義歯を作製したが、鉤歯動揺が大きくなり、義歯再製を希望し受診した。犬歯は抜歯適応と判断した。その他の残存歯も動揺があり、鉤歯には適さなかった。

家族は抜歯を拒否し、動揺歯も残した義歯作製を希望したが、義歯の着脱や日常的口腔ケアを考え、犬歯を抜歯、残存動揺歯の固定と審美修復を目的としたマウスピース型義歯を作製することとなった。

■ 治療

義歯はレジンと接着する義歯床用熱可塑性レジン（インプレロンS® 1.5mm）を使用した。プレスしたシートに欠損部は人工歯を接着させた。患者は咬合圧も強いことから、人工歯脱落時の誤嚥を考え、人工歯はエックス線不透過性人工歯（SR-ビボタック®）を使用した（図1～3）。

清掃方法、着脱方法については患者家族・入所通所施設向けにリーフレッ

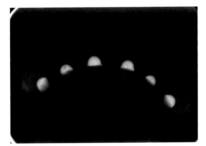

図3　義歯エックス線写真

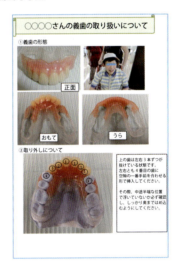

図4　指導用リーフレット

ト（図4）を作成し、装着日は患者家族・入所通所施設職員に同行してもらいリーフレットを用いて直接指導を行った。

■ 本症例で考慮した点

患者家族は動揺歯の抜歯を希望しなかったが、動揺度の大きな歯を残すことは、入所施設での口腔ケアを難しくしていた。入所施設での口腔ケアが可能な口腔内にすること、施設職員が着脱可能な義歯を作製することが必要であった。

動揺歯への負担軽減と固定、誤嚥への不安も検討し、患者家族、施設職員とも協議し作製した義歯は、使用可能であったが、シートに亀裂が入ることがあり、定期的な確認が必要であった。

■ 今後のヒント

施設入所患者は本人や家族の希望とともに、施設職員の対応可能な補綴、生活状況を考慮した補綴修復を検討する必要がある。

6. 精神障害① 歯ぎしりや過度の噛みしめへの対処

症例の概要

患　者　概　要：48歳・男性。在宅。
主　　　　　訴：左上の奥歯の痛みおよびう蝕治療目的で来院。
障　　　　　害：統合失調症（精神障害保健福祉手帳2級）、精神科通院中。
初 診 時 所 見：多数歯う蝕、4̲5̲急化 Per、ブラキシズム、低位咬合、下顎狭窄歯列。

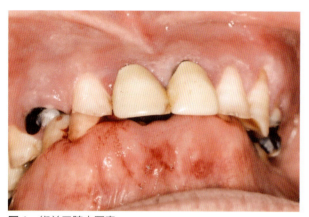

図1　術前口腔内写真

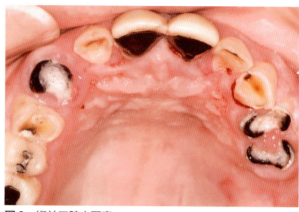

図2　術前口腔内写真

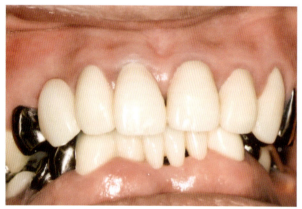

図3　術後口腔内写真

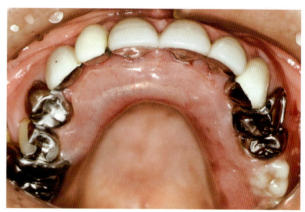

図4　術後口腔内写真

■ 口腔の状態と計画

口腔清掃状態は不良で多数歯う蝕（C_4：5歯、C_3：3歯、C_2：4歯の計12歯）に罹患していた。下顎は狭窄歯列とブラキシズムによる咬耗や残根のため咬合は低位となり、歯肉で咬合していた（図1、2）。治療に対する協力度は比較的良好であるが、突然立ち上がるなどの奇異な行動がみられた。歯周基本治療後、咬合挙上し、全顎的な補綴治療を行う計画とした。

■ 治療

歯周基本治療後、全顎的な治療を行った（C_4の抜歯、C_3の根管治療、咬合挙上後、Cr & Br および上下義歯作製）（図3、4）。

治療後8年経過するが、その間にクレンチングのため義歯の破折や上顎前歯部の正中離開などが生じ、その都度修理した。

■ 本症例で考慮した点

治療時間が長いと、落ち着きがなくなり奇異な行動がみられるために、治療時間を短くするよう配慮した。下顎歯列狭小で咬合不正のため、最終的には上顎の義歯床で咬合するように義歯を設計した。

■ 今後のヒント

ブラキシズムが原因で補綴物の破折を生ずることがあるので、全部鋳造冠は単冠でなく連結冠とし、義歯はメタルメッシュなどにより強固に設計することが肝心である。

6. 精神障害② 段階ごとの説明によって装着が可能となった義歯症例

症例の概要

患者概要：35歳・男性。
現　　症：5̄6̄7̄の咬合痛。
障　　害：重度知的能力障害、糖尿病。
初診時所見：5̄6̄7̄の動揺。

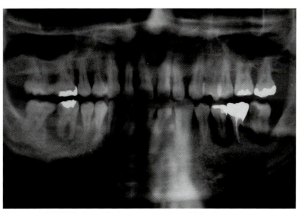

図1　症状発現時のパノラマエックス線写真

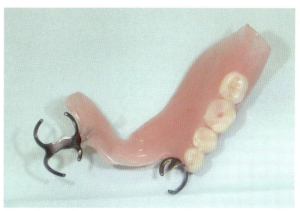

図2　義歯咬合面観

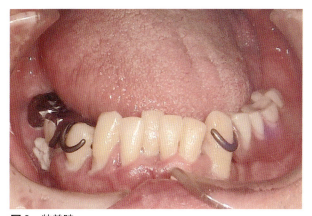

図3　装着時

口腔の状態と計画

5̄6̄7̄に2～3度の動揺と動揺痛を認める（**図1**）。以前から定期的にブラッシング指導を行ってきたが、自分磨きおよび介助磨きの効果は出にくかった（PCR〈plaque control record〉約60％）。糖尿病の合併も歯周疾患の病態に悪影響を及ぼしていたと考えられる。可撤義歯の製作および装着の可否は判断できなかった。

重度知的障害があったため易怒的、粘着性の性格がある。会話は成り立つときもあるが、自分の言葉を発するだけの場合もある。ブラッシング指導や歯科処置は前もって言い含めておくと一定時間（約20分）内は可能であるが、それを過ぎると大きな声を出したり、物を叩いたり、ユニットから降りたりする。しかし他者への攻撃性はない。

治療

5̄6̄7̄の保存は困難であったため、抜歯とした。

保護者は当初、同部へのブリッジ装着を希望していたが、できないことを説明すると、今度は可撤義歯の作製を希望した。使用できない場合もあることを説明したうえで可撤義歯を作製することとした。概形印象時には、舌を指示どおり動かせなかったが、個人トレーを用いた本印象採得時には、指示に従って動かせるようになっていた。

咬合採得時は、咬み込みがうまくできなかったため、咬合高径は術者が推測で付与した。

義歯の装着（**図2、3**）は当初、作業所から帰った夕方だけとし、その後徐々に長くしていった。

本症例で考慮した点

可撤義歯の作製・装着には、印象から咬合採得、試適、装着、実際の使用といくつもの段階がある。各段階で工夫できるところか、無理なところかを見極めながら対策を講じていくように心がけた。最終的には保護者の努力が活かされ義歯の使用ができるようになった。

今後のヒント

患者が可撤義歯を使用できるか否かに定まった基準は見当たらない。こだわりが強いため、本症例も当初は無理と判断した。しかし義歯作製から装着・使用への各段階において、患者が適応できるところ、できないところを見極め、工夫を凝らすことで可能性を探ることも肝要であると考えた。

7. 脳血管障害（中途障害）　オーバーデンチャーによる補綴治療

症例の概要

患　者　概　要：58歳・男性。回復期病院入院中。
現　　　　　症：歯冠修復物の脱離と咀嚼機能障害。
障　　　　　害：脳橋部出血（発症後150病日）、重度四肢麻痺、嚥下障害、言語障害、意識レベル JCS（Japan coma scale）Ⅰ-3、ADL（activities of daily living）全介助（Barthel Index：0点）。
初　診　時　所　見：口腔衛生状態は不良で、上顎のブリッジと前装冠（連冠）の脱離、上下顎義歯の不適合が認められた。

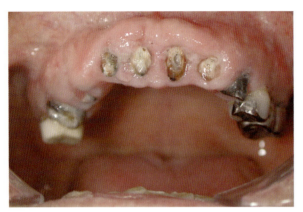

図1　初診時口腔内写真（上顎）

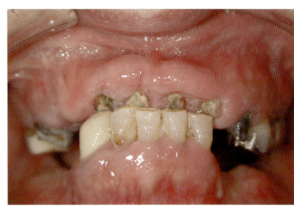

図2　初診時口腔内写真（正面観）

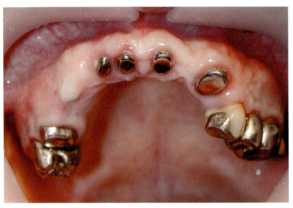

図3　リコール時の口腔内写真（上顎）

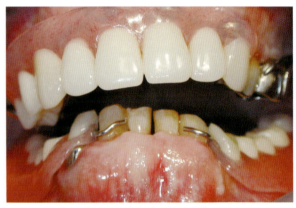

図4　リコール時の口腔内写真（正面観）

■ 口腔の状態と計画

寝たきり状態で嚥下障害も重度であるため、通常の注水下の歯科治療は困難な状況にあった。

今後は全介助による口腔管理が必要性になること、前装ブリッジの脱離の要因になった過度の噛みしめや咬合支持負担の問題などを考慮し、治療を計画した（図1、2）。

■ 治療

保存可能な5̲ 2̲ 1̲、3̲および1̲ 3̲にはメタルによる根面コーピングを行い、6̲には全部鋳造冠を装着した（図3）。4̲および2̲は歯根破折のため抜歯した。上下顎欠損部にはオーバーデンチャーによる部分床義歯を作製し、咬合の回復を行った（図4）。

■ 本症例で考慮した点

根面コーピングにより修復した歯は、歯根が短いため、クラウンの支台歯としては適応ではないと判断し、メタルコーピングを選択した。

前歯部の根面コーピングは通常のクラウンなどと比較して、噛みしめなどの脱離につながる咬合負担が少なく、介護者にとっても管理しやすい口腔環境を提供できると判断した。

■ 今後のヒント

脳血管障害患者では唾液分泌量低下による根面う蝕の多発に加え、リハビリや日常生活での噛みしめ、くいしばりなどにより歯冠修復物の脱離が起こりやすいため、急性期から回復期、生活期につながる継続した口腔管理が必要になる。

CHAPTER 5
矯正歯科の診断と治療

1. 自閉スペクトラム症① 矯正治療を中断し叢生の2|を便宜抜去した例

症例の概要

患者概要：12歳・女児。
主訴または現症：上顎右側の痛み、歯列不正で磨きにくいとのことで来院。
障害：自閉スペクトラム症、知的能力障害（療育手帳B2、11歳4カ月時DQ70）。
初診時所見：4|C₂、上顎の叢生。

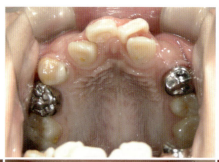
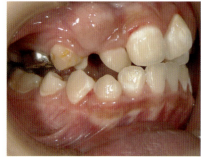
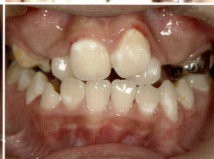
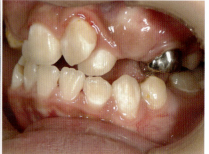
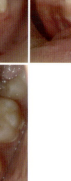

図1　初診時口腔内写真（5枚法）

■ 口腔の状態と計画

図1に初診時の口腔内写真を示す。
4|のブラッシング時の痛みを訴えている。

患者は手先の細かい動きも苦手で、母親の仕上げ磨きへの拒否も強く、清掃状態は不良である。う蝕処置のためのトレーニングも行ったが、治療には至らなかったことから、全身麻酔下で歯科治療を行うこととした。

矯正治療の受け入れも難しいと考え、抜歯と歯冠修復のみで本人が磨きやすい口腔内を目指すこととした。

■ 治療

叢生部の|2を抜歯、乳歯晩期残存のE|の抜歯を行った。う蝕の4|は形態を小さくし、乳歯冠で修復を行い、|3の萌出を待つこととした。上顎左右犬歯萌出後、乳歯冠は最終補綴物へ交換する予定である。

■ 本症例で考慮した点

患者はおしゃれにも興味があり、審美性を考え、将来の矯正治療の可能性を家族と検討した。

プラークコントロール不良によるう蝕多発で、全身麻酔下歯科治療を繰り返していたこと、患者の歯科治療への恐怖心とブラッシングの不器用さ、家族のブラッシング介助への拒否などのう蝕リスクを考え、家族は早急な歯列の改善を希望した。

そこで1回の全身麻酔下歯科治療で本人のみで管理できる口腔内を目指し、う蝕になった4|の形態を修正

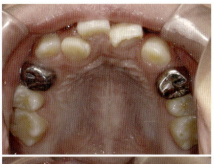
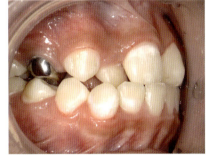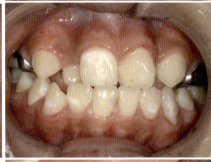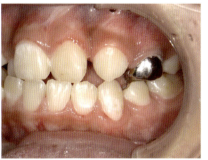
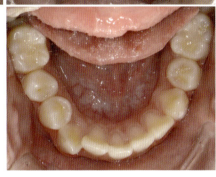

図2　術後6カ月口腔内写真（5枚法）

し、犬歯の萌出スペースを確保した。

■ 今後のヒント

　自己管理が難しく、矯正治療の受け入れも難しい患者に対し、1回の全身麻酔下歯科治療で、管理しやすい口腔内にすることを検討した症例である。全身麻酔の回数を軽減させるために、既成冠の使用も有効である。

地域の歯科医院が果たす役割

　地域の歯科医院は障害児・者の発見機能をもっています。
　たとえば、ある歯科医院に来ていた3歳の男児の話です。よくおしゃべりをする活発な子ですが、なかなか言うことをきいてくれませんでした。医療面接で、母親は、「言葉は出ているものの一方的な喋り方をしたり、泣くと収集がつかなくなったりする」と心配していました。実際、病院でも診察時、治療椅子を倒し寝かせようとしたとき、子どもは激しく抵抗して嫌がり、口を見せまいと唇を強く結んで抵抗しました。それでも見ようとすると、今度は大声で泣き出し、母親や歯科医師と意思の疎通が全くできなくなりました。母親は「泣くといつもこうなんです、本当に困ります……」と半ば諦め顔でした。歯科医師は「ちょっと頑固な変わった子だな」という程度でしたが、歯科衛生士は「発達に何か問題があるのかもしれない」と考え、母親に「健診のときに担当の保健師に心配なことをすべて相談してほしい」とアドバイスしました。そして聞きやすいように「差し支えがなければ、自分から保健福祉センターの健診担当者に連絡して相談に乗ってくれるようにお願いしておきます」と伝えました。母親はたいそう喜んでいました。このことは、地域の歯科医院が障害の発見機能をもっていることを示しています。ただ、子どもや保護者に無関心であると、このような障害は見落とされがちです。患者の口の中だけを見るのではなく、患者の生活や暮らしを感じ取ることが重要だと思います。

1. 自閉スペクトラム症② 矯正治療後に習癖異常が出現したが制御できない

症例の概要

患　者　概　要：22歳・男性。
現　　病　　歴：左下の前歯が内側に生えている（10歳当時）。同部位の動揺が気になる（22歳）。
障　　　　　害：自閉スペクトラム症、知的能力障害、療育手帳A1、発語なし。
初　診　時　所　見：$\overline{2}$舌側転移（10歳当時）に対する部分矯正を実施したため、現在の歯列は改善されている。ただ、動揺を認める。同部位に指を入れて咬む習癖異常を認め、指に変形が生じている。開咬はない。

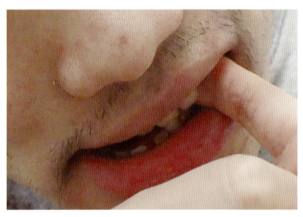

図1　習癖異常ないし自己刺激行動
小指を$\overline{2}$を押すように挿入して咬み下口唇は反転している。

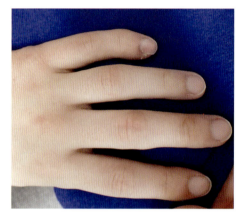

図2　指への影響
指に噛みだこができている。

■ 口腔の状態と計画

10歳当時、$\overline{2}$が舌側から萌出しており家族は歯列不正の改善を希望した。本症例は知的能力障害を伴った自閉スペクトラム症であったが、感覚過敏を認めず、当時は現在みられる口腔への習癖異常もなく清掃管理ができていた。$\overline{6|6}$へのバンド装着が可能であり自宅での行動に問題がなかったことから、部分矯正を行った。

経過は良好であったが、数年前より指を手に入れる行為が認められるようになり、$\overline{2}$の動揺は口腔への習癖異常に起因するものと判断した。

■ 治療

部分矯正は舌側弧線装置としたが、自傷行為や体重減少などは認めず歯列は改善された。しかしながら、習癖異常の出現により$\overline{2}$の動揺が始まった。動揺への対応は習癖異常の改善を促した。改善は認められないものの、家族の観察では、回数は減少傾向にあるとのことである。

■ 本症例で考慮した点

舌側弧線装置を用いた部分矯正については、治療開始前に、必要な行為を試験的に行う期間を設けたことが成功につながったと考えられる。

しかしながら、その後出現した習癖異常の除去ができず、歯の動揺が生じた。習癖異常の除去には家庭での環境整備を指導したものの、改善が得られず現在も苦慮している。隣在歯との固定もひとつの手段であるが、距離があること、習癖異常が改善されない場合は隣在歯の動揺を誘発する可能性を考慮し行っていない。

■ 今後のヒント

自閉スペクトラム症への歯科矯正については、発達レベルや自閉スペクトラム症症状に依存していないことを経験している。そのため試験期間を設けて歯科矯正治療への適応状態を確認することが望ましい。

自閉スペクトラム症において自傷行為、習癖異常、自己刺激行動は高頻度でみられ、内容は時として変化する。原因は生物学的要因から社会環境的要因まだ多種多様であるが、多くの場合コミュニケーションが困難、感覚過敏や鈍麻、不快入力刺激に対する回避などが挙げられる。これらは障害の特性と環境のミスマッチによって増悪しやすく、対応には環境の整備が重要であるが、歯科医療従事者の全面的介入は困難である。

対応するためには、より専門性が求められるため、行動を十分に観察し適宜専門家の受診を促すなど、患者家族に対する助言と支援が必要である。

障害者の歯科治療とガイドライン

Minds（medical information network distribution service）をご存じですか？

Mindsとは、厚生労働省委託事業による日本医療機能評価機構の医療情報サービスのことです。日本医療機能評価機構のEBM医療情報部が診療ガイドラインの作成・改訂を支援し、診療ガイドラインを選定し、Web上に掲載しています。診療ガイドラインは、学術文献を系統的に検索・収集し、評価したうえで研究がまとめられ（システマティックレビュー）、エビデンス、益と害、患者の価値観、希望、費用などの評価に基づき、患者の意思決定を支援する文書です。現在（2018年6月29日）、419のガイドラインが掲載されています。医科だけでなく、歯科・口腔の分野でも30の診療ガイドラインをみることができます。現在、障害者の歯科治療そのものについての診療ガイドラインは、ありません。日本障害者歯科学会にガイドライン委員会がありますので、近いうちに報告されるものと思います。

Mindsには「てんかん治療ガイドライン2010」、「デュシェンヌ型筋ジストロフィー診療ガイドライン2014」、「脳性麻痺リハビリテーションガイドライン 第2版」、「双極性障害2012」、「認知症疾患診療ガイドライン2017」、「高血圧治療ガイドライン2014」など、障害者の歯科治療を行ううえで重要なものが多数あります。また、合同研究班による「感染性心内膜炎の予防と治療に関するガイドライン（2017年改訂版）」は、障害者歯科医療に携わる者としては、必読のガイドラインです。診療ガイドラインは、障害者歯科臨床におけるそれぞれの疾患の基本的情報、患者評価、発作時や緊急時の対応について大変参考になります。

診療ガイドラインは、「標準的な治療法」を説明した文書であり、その時点における知見をまとめた「実質上のスタンダード」です。診療ガイドラインに沿った医療は、注意義務を果たしたことになります。現時点では、診療ガイドラインから外れる医療は直ちに過失と判断されるわけではありませんが、診療ガイドラインに沿った治療を行わない場合、どのような理由から行わないかを説明できることが大事です[1-4]。事故になったときの裁判事例では、各種文献のなかでも診療ガイドラインを最も重視する傾向にあり、私たちは、診療ガイドラインを把握しておく必要があります。Mindsに掲載されている診療ガイドラインは、障害者歯科治療そのものではないですが、障害についての情報として大変参考になります。

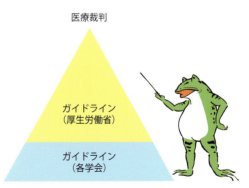

図 ガイドラインと医療裁判
医療裁判において診療ガイドラインは、厚生労働省のMindsが重視され、次に各学会のガイドラインが重視される。

【参考】
1) 大平雅之. 脳卒中診療が争点となった医療訴訟における診療ガイドラインの取扱い. 脳卒中 2014. 36: 10-16.
2) ニッケイメディカルオンライン. http://www.medicalonline.jp/pdf? file=hanrei_201103_01.pdf.
3) 長澤道行. 診療ガイドラインと法的位置づけ. 第9回Mindsセミナー. http://minds4.jcqhc.or.jp/seminar/110723/nagasawa.pdf.
4) 弁護士 佐々木泉顕. 医師に要求される医療水準と診療ガイドライン. http://www.sasaki-law.jp/column/sasaki_14.html#base.

1. 自閉スペクトラム症③　矯正装置は触れさせてから説明

症例の概要	患　者　概　要：7歳・女児。 現　　　　　症：反対咬合。 障　　　　　害：自閉スペクトラム症。 初 診 時 所 見：知的能力障害は軽度で、言葉でのコミュニケーションも比較的良好である。

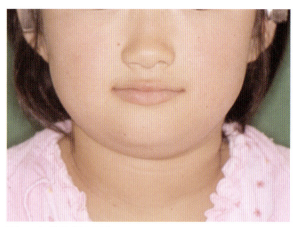

図1　初診時顔面写真
左右の対称性は良好である。

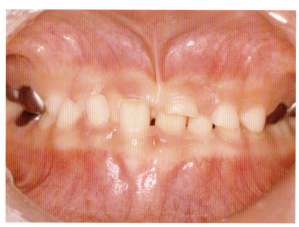

図2　初診時口腔内写真
|A の晩期残存を認め、CB1|1、CB1|1Bは反対咬合を呈している。

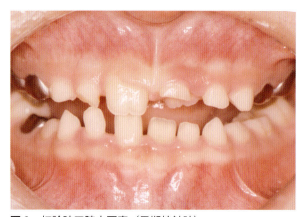

図3　初診時口腔内写真（早期接触時）
1|1 の早期接触を認める。

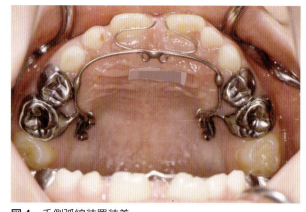

図4　舌側弧線装置装着
E|E バンドの舌側弧線にて 1|1 の唇側傾斜移動を開始した。

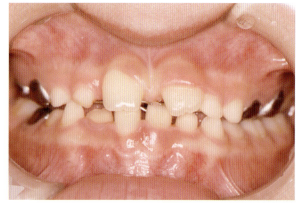

図5　被蓋改善時
被蓋が改善し、下顎の前方偏位なく咬頭嵌合ができるようになった。

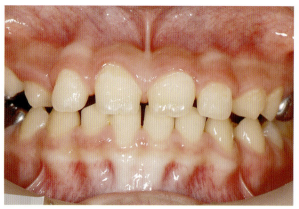

図6　咬合挙上時
下顎の後下方への回転移動による咬合挙上を行った。

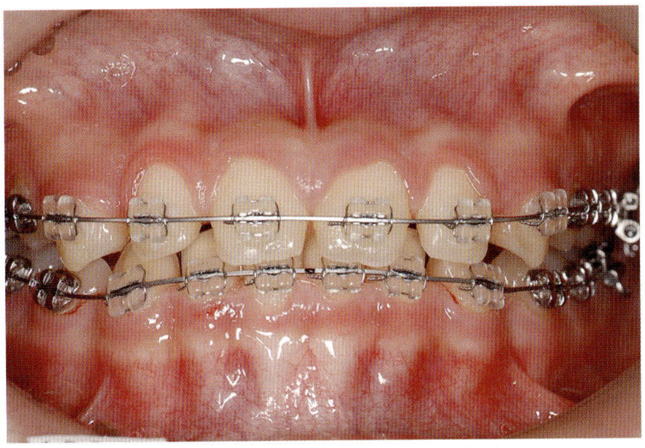

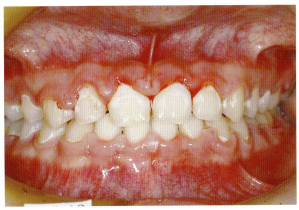

図7　マルチブラケット装置による歯列調整時
13歳9カ月時に非抜歯にて上下顎の歯列調整に移行した。

図8　動的治療終了時口腔内写真
マルチブラケット装置による動的治療期間は2年11カ月であった。

口腔の状態と計画

顔面所見より、左右の対称性は良好（図1）で、中顔面の陥凹感と下顎の突出、下唇の翻転を認めた。口腔内所見より、$\underline{A}$の晩期残存と $\frac{CB1|1}{CB1|1B}$ で反対咬合を呈していた（図2）。オーバージェットは−3mm、オーバーバイトは＋5mm、上下顎の歯列弓形態は非対称であった。また、$\frac{1}{1}$の早期接触を認め（図3）、下顎骨は機能性の前方位を呈していた。

パノラマエックス線写真より、歯数などに異常は認められなかったが、$\overline{1|1}$歯根膜腔の拡大を認めた。

模型所見より、歯幅は普通であったが、上下顎歯列弓の幅径は＋1S.D.を超えて大きかった。

側方頭部エックス線規格写真計測より、上下顎骨の前後的位置関係は上顎骨が後方位、下顎骨が前方位を呈していた。

診断は、「自閉スペクトラム症と過蓋咬合、機能性下顎前方位を伴う下顎前突症例」であった。

治療方針は、前歯部の被蓋改善の後、咬合挙上を行い、ⅣA期にマルチブラケット装置にて歯列調整を行うこととした。

治療

治療を開始するにあたり、装置装着に伴う、う蝕と歯肉炎のリスクについて説明し、矯正歯科治療期間中のブラッシングの重要性について説明をした。そして、矯正歯科治療中にう蝕や歯肉炎が増悪するようであれば、治療を中止する可能性についても説明をし、了承を得た。

反対咬合と機能性の下顎前方位の改善のため、上顎には舌側弧線装置を、下顎には咬合挙上副子を装着し、上顎前歯の唇側移動を開始した（図4）。

装置装着6カ月後に被蓋が改善し（図5）、下顎の前方偏位なく咬頭嵌合できるようになったため装置を撤去した。永久歯への萌出交換を待つ間、過蓋咬合の改善のためバイオネーターにて咬合挙上および下顎の後下方への回転移動を行った（図6）。永久歯列完成期（ⅣA期）後再診断を行い、13歳9カ月時にマルチブラケット装置を装着し、非抜歯にて上下顎の歯列調整に移行した（図7）。

2年11カ月後、良好な咬合が得られたため装置を撤去し保定に移行した。撤去したブラケット周囲に白濁とう蝕、歯肉の腫脹を認めたため、う蝕処置と再石灰化を期待してフッ化物の応用、を含めた口腔ケアをかかりつけ歯科に依頼した（図8）。

本症例で考慮した点

成長により骨格性の下顎前突に移行させないため、$\frac{1}{1}$の早期接触に起因する機能性の下顎前方位の早期改善を優先して行った。

コミュニケーション能力は比較的良好で矯正歯科治療に対し協力的ではあったが、治療の際は視覚的な情報提示を心がけ、次回来院時に行う処置内容についてできるだけ簡単な言葉を使用して説明をし、装置装着時には必ず処置の手順を予告してから行った。

さらに、装置装着による違和感と矯正力による違和感を分けて確認するため、固定装置装着時には矯正力をかけなかった。

マルチブラケット装置装着前の口腔ケアは良好であったが、装置装着後、徐々に歯肉の腫脹を認めるようになったため、来院ごとにPMTC（professional mechanical tooth cleaning）とブラッシング指導を行った。また、歯列調整の後半になるとブラケット周囲に白濁を認めるようになったため、来院ごとにフッ化物塗布を行ったが、装置撤去時には白濁の一部に実質欠損を認めた。

今後のヒント

矯正歯科治療を開始できるかどうかの判断をするためには、歯科治療に対する慣らしトレーニングに加え、口腔内写真撮影や印象採得などを事前に練習しておくことよい。

矯正装置については、模型上の実物を見せるだけでなく、触れさせてから、装置の必要性について平易な言葉で説明を行うと受け入れが比較的よい。また、保護者にも装置の使用目的、装着による異物感、違和感などについて説明を行い、異物感・違和感から装置をさわり破損・変形させる可能性と、その際にはすぐに受診してもらうよう伝えておく。

2. Down症候群　上顎は拡大装置で対応

症例の概要		
	患　者　概　要	：13歳・男児。
	現　　　　　症	：下顎の右方偏位、叢生。
	障　　　　　害	：Down症候群。
	初 診 時 所 見	：軽度の知的能力障害を有するが指示受けに問題はない。

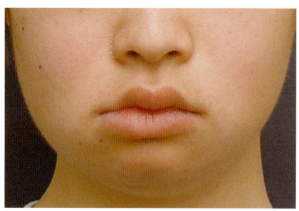

図1　初診時顔面写真
下顎の右偏と右口角のわずかな下垂を認める。

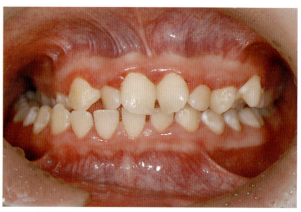

図2　初診時口腔内写真
下顎正中線の機能性右偏と $\frac{765432}{7654321}$ クロスバイト、$\overline{31|13}$ 近心捻転、$\overline{2|2}$ 遠心捻転を認める。

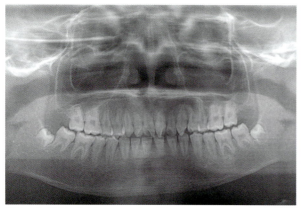

図3　初診時パノラマエックス線写真
$\frac{7654321|1234567}{7654321|1234567}$ の短根と、$\frac{2}{21}$ の歯根膜腔拡大を認める。

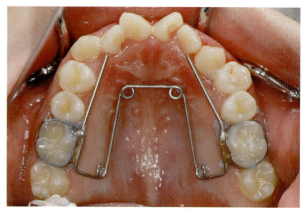

図4　クワドヘリックス装着時
13歳6カ月時より上顎歯列の側方拡大を開始した。

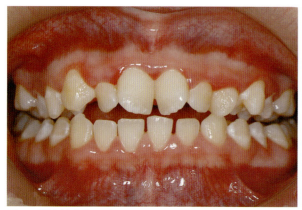

図5　側方拡大終了時
右側臼歯部の被蓋の改善を認める。

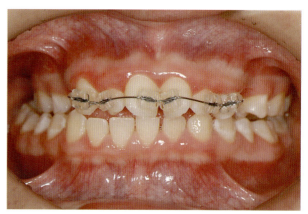

図6　マルチブラケット装置装着時
$\overline{4|4}$ 抜歯後、$\overline{321|123}$ のみマルチブラケット装置を装着し、叢生の改善を開始した（14歳4カ月時）。

矯正歯科の診断と治療　CHAPTER 5

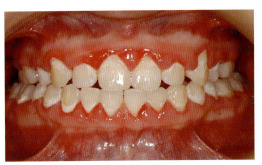

図7　動的治療終了時口腔内写真
動的治療期間は4年であった。

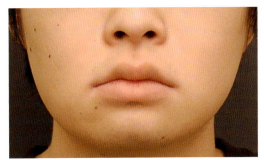

図8　動的治療終了時顔面写真
下顎の右偏は改善し、左右口角の位置も対称となった。

口腔の状態と計画

顔面所見より、下顎の右方偏位（右偏）と右口角のわずかな下垂を認める（図1）。口腔内所見より、下顎正中線は顔面正中に対して6mm機能性に右偏、$\frac{765432}{7654321}$クロスバイト、$\underline{3}\underline{1}|\underline{1}\underline{3}$近心捻転、$\underline{2}|\underline{2}$遠心捻転を認める（図2）。また、$\frac{21|1}{21|1}$に動揺を認め、咬合性外傷が疑われた。

口腔内診察にて、処置の必要なう蝕は認められなかったが、全顎にわたる歯肉の腫脹を認めた。

パノラマエックス線写真より、$\frac{7654321|1234567}{7654321|1234567}$の短根と、$\frac{2}{21}|$の歯根膜腔拡大を認める（図3）。

模型所見より、$\overline{1236}\ \overline{236}$の歯幅は－1S.D.を超えて小さく、上顎歯列弓の幅径も－1S.D.を超えて小さかった。スペース分析では、上顎歯列が4.0mmの不足、下顎歯列は3.1mmの余剰であった。側方頭部エックス線規格写真計測より、上顎骨・下顎骨の前後的位置関係はノーマルであった。

診断は「Down症候群と上顎前歯部の叢生、機能性下顎右方偏位を伴う交叉咬合症例」となった。

治療方針は、上顎歯列の側方拡大を行った後、マルチブラケット装置にて歯列調整を行うこととした。

また、矯正歯科治療の開始前には、矯正装置装着に伴う口腔内の自浄性の低下により、う蝕や初診時に認めた歯肉炎が増悪しないよう、患児および保護者へのTBI（tooth brushing instruction）を計画し、さらに治療中も来院ごとにPMTC（professional mechanical tooth cleaning）を行うこととした。

治療

診療室での発語は少ないが、指示受けには問題がなかったため、可撤式装置を用いての矯正装置装着練習は行わなかった。また、患児および保護者へは装置装着に伴う、う蝕と歯肉炎のリスクについて説明し、矯正歯科治療期間中のブラッシングの重要性について説明をした。そして、矯正歯科治療中にう蝕や歯肉の炎症が悪化するようであれば、治療を中止する可能性についても説明をし、了承を得た。

矯正歯科治療を開始するにあたり、装置の模型を見せながら固定式装置（クワドヘリックス：QH）の説明を患者および保護者に行った後に、QHによる上顎歯列の側方拡大を13歳6カ月時より開始した（図4）。

側方拡大終了時、右側臼歯部の被蓋の獲得と下顎骨の機能性右偏の改善を認めた（図5）。$\underline{321}|\underline{123}$叢生改善のため、$\underline{4}|\underline{4}$抜歯にてスペースを獲得後、14歳4カ月時よりマルチブラケット装置による上下顎歯列の歯列調整に移行した（図6）。

17歳6カ月時より保定に移行し、動的治療期間は4年であった（図7）。動的治療終了後、下顎の右偏は改善し、左右口角の位置も対称となった（図8）。

本症例で考慮した点

Down症候群の歯科的特徴である短根を認めるため、歯根への負担を考慮してライトフォースによる矯正歯科治療を心掛け、定期的にパノラマエックス線写真にて歯根状態の確認を行った。

また、歯肉の炎症を認めることより、治療中は来院ごとにTBIとPMTCを行ったが、動的治療終了時には歯肉の発赤と歯頸部歯面に白濁を認めた。

しかし、実質欠損を認めなかったため、MI（minimal intervention）の基本に則り、PMTCを含めた口腔ケアと再石灰化を期待してフッ化物の応用を行うため、かかりつけ歯科へ依頼をした。

固定式装置装着に際しては、QHを装着したままでの日常生活が送れることを確認するため、装置装着日には矯正力をかけなかった。また、QHに慣れず嫌がるようであれば、すぐに装置を撤去する旨を伝えたうえで帰宅させ、次回来院時よりQHを調整して矯正力を付加していった。

マルチブラケット装置に移行する際も同様に、異物感や違和感について確認するため、上顎前歯部のみにブラケットをボンディングし、矯正用ワイヤーを装着せずに帰宅させ、次回来院時に矯正用ワイヤーを装着しレベリングへと移行した。

今後のヒント

矯正歯科治療が開始できるかどうかは、口腔内写真撮影や印象採得などの練習の受け入れ状態と精神年齢のほか、可撤式の床装置を長時間装着できるかどうかで確認するとよい。

また、治療の際は、絵カードや写真などを用いて平易な言葉で治療の流れについて説明したり、TSD（tell-show-do）法で使用する器具や装置の説明を行ったりすることにより、治療がスムーズに行えることが多い。

3．口唇口蓋裂　顎裂は骨移植後に矯正治療

症例の概要
患者概要：7歳・男児。
現病歴：左側唇顎裂術後、1｜近心捻転。
障害：左側唇顎裂、定型発達児。
初診時所見：左側上唇に手術痕と鼻翼の形態に左右差を認める。

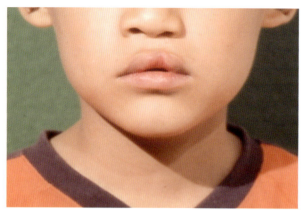

図1　初診時顔面写真
顔面の対称性は良好であるが、上唇と鼻翼の非対称を認める。

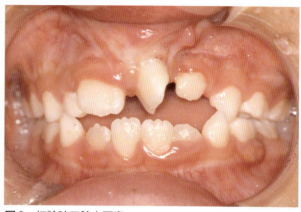

図2　初診時口腔内写真
1｜近心捻転・遠心傾斜、C｜C クロスバイト、上顎正中線の右偏を認める。

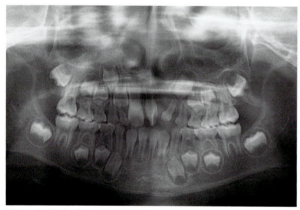

図3　初診時パノラマエックス線写真
｜2の先欠と同部の歯槽骨の欠損を認める。

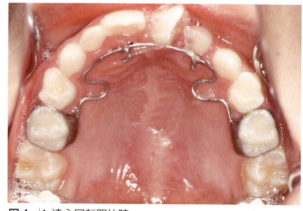

図4　1｜遠心回転開始時
1｜に付与したリンガルボタンと舌側弧線装置のフックにパワーチェーンを装着して回転移動を行っている。

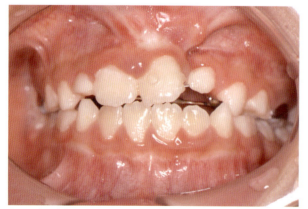

図5　1｜遠心回転完了時
骨移植前のため、1｜はやや遠心傾斜して改善している。

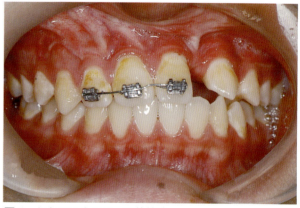

図6　セクショナルアーチ装着時
骨移植後、1｜は遠心移動して整直し、上下顎の正中は一致している。

矯正歯科の診断と治療　CHAPTER 5

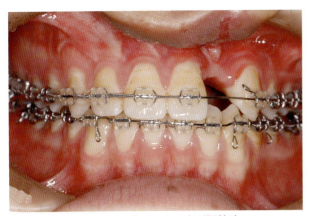

図7　マルチブラケット装置による歯列調整時
マルチブラケット装置による動的治療期間は3年2カ月であった。

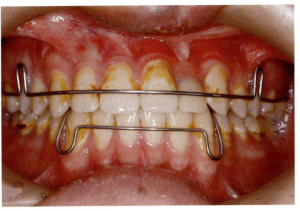

図8　保定装置装着時
|2 先欠に対する審美的に配慮し、保定装置には人工歯を配置した。

口腔の状態と計画

顔面所見より、左右の対称性は良好であるが、上唇と鼻翼の非対称を認める（図1）。口腔内所見より、|1 近心捻転・遠心傾斜、C|C クロスバイト、上顎の正中は顔面正中に対して2mmの右偏を認める（図2）。

パノラマエックス線写真より、|2 の先欠と同部の歯槽骨の欠損を認める。その他の永久歯には過不足を認めない（図3）。

模型所見より、1|1 の歯幅は＋1 S.D.を超えて大きかった。スペース分析では上顎歯列は不明、下顎歯列は7.6mmの余剰予想であった。

側方頭部エックス線規格写真計測より、上下顎骨の前後的位置関係は上顎骨がノーマル、下顎骨は前方位を呈していた。

診断は、「左側唇顎裂に起因する|2 先欠および上顎正中線の右偏を伴う叢生症例」となった。

治療方針は、上下顎前歯の萌出に伴う1|1 の外傷性咬合を回避するため、まず|1 の近心捻転の改善を行い、上下顎歯列調整はIVA期以降にマルチブラケット装置にて行うこととした。

治療

|1 近心捻転改善のため上顎に舌側弧線装置を装着し、エラスティックにて遠心回転を開始した（図4）。|1 近心捻転が改善後（図5）、C|C クロスバイトと上下幅径の不調和の改善のため、上顎の側方拡大を目的にクワドヘリックス（QH）を8歳5カ月時に装着した。9歳6カ月時に顎裂部へ腸骨移植術が施行されるため、いったんQHを撤去した。

手術後に舌側弧線装置を装着し、セクショナルアーチにて 21|1 を整列した（図6）。IVA期の14歳1カ月時にマルチブラケット装置を装着し上下顎歯列のAlignmentに移行した。

マルチブラケット装置での治療期間は3年2カ月（図7）、先欠の|2 部は将来ブリッジでの補綴を予定して|2 のスペースを確保して保定に移行した。

保定開始時年齢は17歳3カ月で、保定装置には人工歯を配置し審美的な配慮を行った（図8）。保定終了後、補綴処置を依頼する予定である。

本症例で考慮した点

知的能力障害を有しなかったため、矯正歯科治療を行うにあたり行動変容法を併用せず、通常の方法で行うことができた。

本症例では初診時に|1 の近心捻転を認めたため、早期にこの近心捻転の改善を行い、前歯部を正常被蓋にすることで、1|1 が外傷性咬合を呈することを回避した。

口腔外科と連携をし、裂隙部への隣接歯の萌出誘導、顎列に隣接する歯根の支持骨の増加、顎列に離断されている歯槽堤の連続性の確保を目的に、顎裂部への骨移植術を施行した。これにより|3 の萌出誘導や|1 遠心移動ができ、上下顎の正中線も一致させることができた。

また、|2 の先欠に関しては保定期間が終了した後に補綴処置を予定したため、審美的配慮と|2 欠損部の補隙を目的として、保定装置に人工歯を配置した。

今後のヒント

口唇・口蓋裂患者の咬合状態の特徴として、上顎骨の劣成長に起因する骨格性反対咬合や上顎歯列弓の狭窄および臼歯部交叉咬合なども認める。それゆえに、上下顎の前後的位置関係の改善のために上顎骨の成長促進と、上顎狭窄歯列弓の改善のために側方拡大を、早期より行うことが重要である。ⅡC～ⅢA期に矯正歯科専門医を受診するとよいが、上顎骨の劣成長が著しい場合は、外科的矯正術の対象となる場合もある。

また、口蓋に瘻孔が残存して発音、嚥下などに支障をきたしている場合には、瘻孔部にレジンボタンを付与した装置の装着を考慮する必要がある。さらに、他の先天性疾患に併発している場合は、その基礎疾患に対する配慮も必要である。

CHAPTER 6
歯周疾患の診断と治療

1. 知的能力障害① 病状安定後も短期間でのSPTを継続

症例の概要

患者概要：31歳・女性。
現症：左下大臼歯部の咀嚼時疼痛。
障害：中等度知的能力障害、てんかん（デパケン®R、テグレトール®、ダイアモックス®服用）。
初診時所見：7̄8̄ C₄残根。全顎的に歯肉の発赤、腫脹。

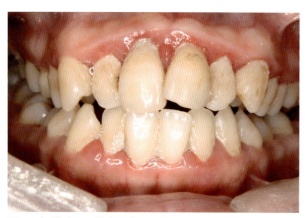

図1 初診時の口腔内写真
特に前歯部歯肉に強い炎症を認める。

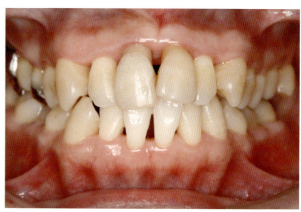

図2 SPT移行時の口腔内写真
病状が安定し毎月のSPTに移行した（PCR 100％、歯周ポケット 平均2.1mm、BOP 23％）。

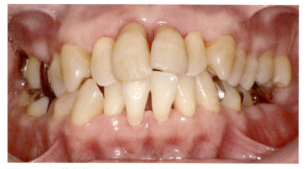

図3 SPT移行後7年の口腔内写真
部分的に歯周ポケットの再発を認めるが、歯周組織は安定して維持している（PCR 91％、歯周ポケット 平均1.7mm、BOP 41％）。

■ 口腔の状態と計画

全顎的に多量のプラークの付着を認め、プラークコントロールレコード（plaque control record：PCR）は81％であった。全顎プロービング（6点法）の結果、歯周ポケット平均3.3mm、プロービング後の出血（bleeding on probing：BOP）は83％であった。1|1に8mmの歯周ポケットを認めた（図1）。

これらより、プラーク細菌に起因する広汎型中等度慢性歯周炎と診断した。

■ 治療

主訴の7̄8̄は抜歯を行い、症状は改善した。その後、患者と母親への歯磨き指導を行った。超音波スケーラーによる全顎の歯肉縁下デブライドメント（バイオフィルムを除去すること）後、病状が安定したため毎月のサポーティブペリオドンタルセラピー（supportive periodontal therapy：SPT）に移行した（図2）。

毎月のSPT時には、歯周ポケット残存部位に対して歯肉縁下デブライドメントを継続した。

■ 本症例で考慮した点

治療後の歯周ポケット内の細菌叢の後戻りを防ぐため、歯周基本治療は短期間（2カ月間）、合計4回で終了させた。

細菌検査にて、主要な歯周病原細菌であるP. gingivalis、T. forsythia、T. denticolaが検出され、プラークコントロールも不良なため、SPTの間隔は1カ月に設定している。

また、カリエスリスクも高いため、フッ化物を応用している。

■ 今後のヒント

プラークコントロールが不良な場合、スケーリング・ルートプレーニング後の歯肉縁下細菌叢は1～2カ月で後戻りが起きることが報告されている。そのため、本症例のホームケアの状態から、病状安定後も短期間（1～2カ月）でのSPTを継続する必要がある。

歯周ポケット残存部位の根面に対しては、頻回なインスツルメンテーションによる知覚過敏の誘発や根面う蝕のリスク増加を避けるため、手用スケーラーと比較して歯質削去量の少ない超音波スケーラーが有用である。

1. 知的能力障害② 抗菌療法とSRPの併用療法

症例の概要
- 患者概要：31歳・男性。障害者支援施設入所。
- 主訴：歯肉からの出血が気になる。
- 障害：知的能力障害（療育手帳A1）。
- 初診時所見：広範型中等度慢性歯周炎。

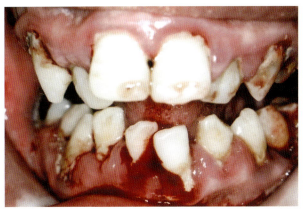

図1　初診時口腔内写真（正面観）

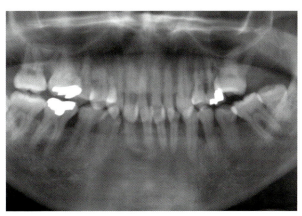

図2　初診時パノラマエックス線写真

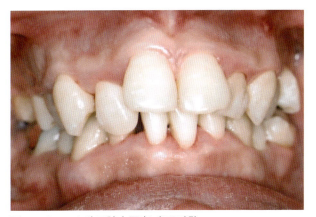

図3　リコール時口腔内写真（正面観）

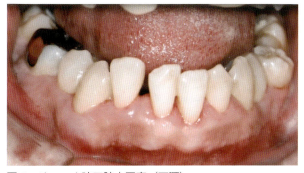

図4　リコール時口腔内写真（下顎）

■ 口腔の状態と計画

口腔清掃は不良で、歯肉は発赤・腫脹し、歯肉縁上縁下歯石が認められた（図1）。

歯周組織検査では、歯周ポケットは7mm以上が18.6％、4〜6mmが70.5％、BOP（bleeding on probing）は98％であった。また全顎的に水平的骨吸収と7⏌、⎿4の近心に垂直性骨吸収が認められ（図2）、広範型中等度慢性歯周炎と診断した。歯科治療に対する協力度は不良であった。

そこで、行動調整法として、静脈内鎮静法下にて非外科的な治療を主体に、必要に応じて細菌検査を行い、抗菌療法を併用する計画とした。

■ 治療

歯周基本治療後の歯周病原細菌の検査で、Pg、Tf、Pi菌が検出されたので、抗菌療法（アジスロマイシン：500 mg、1日1回3日間経口投与）に全顎SRP（scaling and root planning）の併用療法を静脈内鎮静法下で2回実施した。

再評価後の歯周ポケットは7mm以上が0％、4〜6mmが5.7％、BOPは9.5％と歯周組織の状態は改善し、術後6カ月までは歯周病原細菌は検出限界以下であった。その後SPT（supportive periodontal therapy）に移行し、現在9年が経過するが、歯周組織は良好に維持している（図3、4）。

■ 本症例で考慮した点

本来ならば、歯周外科の適応であるが、清掃不良で、歯周病関連菌も検出されたので抗菌療法と非外科的処置で対処した。

口腔清掃に対しても非協力的であり、施設でのホームケアでは不十分で、当センターでの短い間隔でのSPTを実施している。

■ 今後のヒント

抗菌療法とSRPの併用療法は、治療の短縮にもなり有効であるが、その際に細菌検査は必要である。また、術後に歯周病原細菌が再増殖しないためにも、短い間隔でのSPTが必要である。

1. 知的能力障害③　可能な限り保存することを原則とした歯周処置

症例の概要
患　者　概　要：30歳・女性。
現　　病　　歴：施設の健診で歯周疾患を指摘。
障　　　　　害：最重度の知的能力障害（療育手帳A1）、てんかん（発作はコントロールされている）。
初 診 時 所 見：中等度の慢性歯周炎。

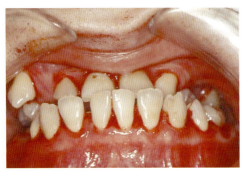

図1　初診時口腔内写真（30歳）

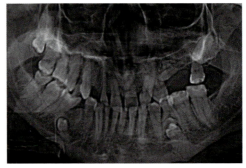

図2　パノラマエックス線写真

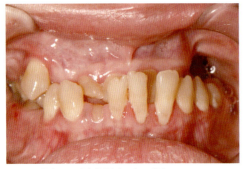

図3　現在の口腔内写真（52歳）

■ 口腔の状態と計画

知的能力障害のため、ホームケアが困難で、口腔清掃不良により口臭、多量の歯石沈着、強度の歯肉の発赤を認めた（図1、2）。プラークが多量に付着していたが、唾液分泌量が多く、う蝕の罹患率は低い傾向であった。歯周ポケットは臼歯部で深く、多数の動揺歯を認めた。

■ 治療

通法での治療への協力は困難なため、全身麻酔下にて、one-stage full mouth scaling and root planing を行った。その後はサポーティブペリオドンタルセラピー（supportive periodontal therapy：SPT）として2～3カ月間隔でのスケーリング・ルートプレーニング、PMTC（professional mechanical tooth cleaning）を行った。可能な限り抜歯は避け、良質な歯周療法を行うことで、歯周疾患の進行を抑制した。

原因は不明だが、1⏋の歯冠破折で露髄した状態で来院した。抜髄後は、歯槽骨の水平的吸収、歯の若干の動揺を認めたため、歯冠補綴せず、コンポジットレジンによる根面板として保存した。現在の口腔内写真を図3に示す。

■ 本症で考慮した点

保護者は病気がちで口腔清掃への積極的な介入は困難であったが、受療行動は良好で定期的な歯周基本治療を中心とした管理が継続できたことが歯周炎の改善につながった。加齢とともに歯周疾患は進行するが、抜歯は、残存歯の移動を容易にし、咬頭干渉、早期接触などを引き起こし、歯周疾患の悪化の要因となる。歯周組織の状態が良好に保てることを前提として、抜歯を回避し、残根状態でも保存することで歯根膜感覚は維持できる。

■ 今後のヒント

セルフケアや介助磨きによる日常の口腔清掃が困難な場合には、適切な間隔での良質のSPTによって、病状の安定を図る必要がある。確実な定期的受診を確立させるためには、適切な行動調整により患者の不安感を軽減させ、安心した状態で、SPTやメインテナンスを受けられる体制を整えることが重要である。

また、保護者の高齢化に伴い、グループホームや施設入所などの生活環境の変化が生じることも多い。その変化のなかで口腔衛生管理や治療が継続できるように、多職種との連携を図る必要もある。

2. Down 症候群① 　重度慢性歯周炎に対する治療

症例の概要

患　者　概　要：41 歳・男性。障害者支援施設入所。
主訴または現症：歯周疾患治療および義歯作製目的で来院。
障　　　　　害：Down 症候群、心室中隔欠損症、重度の知的能力障害（療育手帳 A1）。
初 診 時 所 見：広範型重度慢性歯周炎、下顎 5 歯（ 5̄2̄+2̄ ）欠損

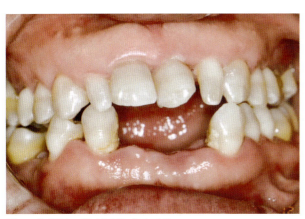

図 1　初診時口腔内写真（正面観）

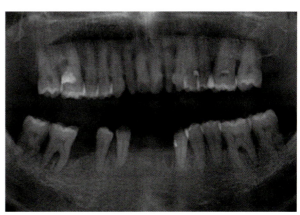

図 2　初診時パノラマエックス線写真

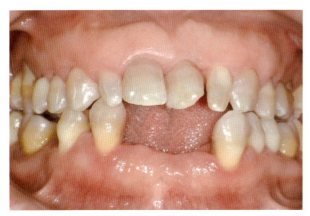

図 3　リコール時口腔内写真（正面観）

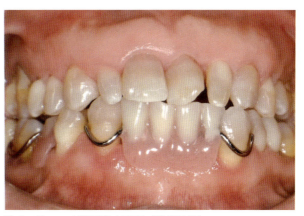

図 4　リコール時口腔内写真（義歯装着）

■ 口腔の状態と計画

　歯周組織検査では、歯周ポケットは 7mm 以上 9.4％、4〜6mm 48％、BOP（bleeding on probing）は 48％であった。全顎的に骨吸収も著明で動揺歯も多く、分岐部病変も認められ、広範型重度慢性歯周炎と診断した。歯科治療に対する協力度は良好であるが、口腔清掃状態は悪く歯石の沈着も認められた。非外科的な歯周治療で対応し、義歯の使用が可能であれば、局部床義歯を作製する計画とした（図 1、2）。

■ 治療

　先天性心疾患があるので、抗菌薬の前投与後局所麻酔下で全顎にわたり SRP（scaling and root planning）を行った。また、動揺が著明な 7̄6̄、4̄3̄、3̄4̄ を暫間固定した。再評価後の歯周ポケットは 7mm 以上が 0％、4〜6mm が 11％、BOP は 14％と歯周組織の状態は改善したが、大臼歯や根分岐部に歯周ポケットが残存している。その後、下顎に部分床義歯を装着し、歯周安定期治療（supportive periodontal therapy：SPT）に移行した。義歯に慣れ、経過は良好である（図 3、4）。

■ 本症例で考慮した点

　先天性心疾患があるため、非外科的に歯周治療を行った。義歯は鉤歯に負担がかからないようにレストなしのワイヤークラスプにし、粘膜負担型とした。

■ 今後のヒント

　セルフケアが困難な場合には、施設職員による介助磨きと短い間隔での SPT が歯周組織を安定させる鍵となる。また、義歯の管理や鉤歯の清掃に留意する。

2. Down症候群② 歯周基本治療により行動変容が認められたケース

症例の概要	
患 者 概 要	27歳・女性。
現　　　症	介助磨きへの拒否行動、歯周治療の希望、丸飲み。
現 病 歴	12歳より3〜4カ月間隔で通法下による定期管理を受けていたが、歯周疾患が徐々に悪化し、情緒不安定、白内障、他害も認められるようになり体動のコントロールが必要となった。
障　　　害	Down症候群、橋本病（甲状腺機能低下）、弱視、知的能力障害（療育手帳A2）。
初診時所見	全顎的にプラークと歯石沈着、歯肉の炎症が著しく歯の動揺、口臭が認められた。

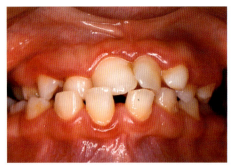

図1 12歳時の口腔内写真
通法下による歯科診療は可能。

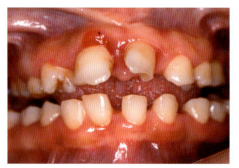

図2 20歳時の口腔内写真
拒否が著しくなり体動コントロールが必要となる。

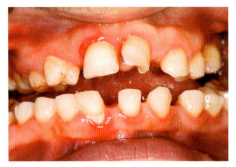

図3 歯周治療開始（27歳）時の口腔内写真
1｜は急性症状を繰り返し、絶えず指や舌で触れていた。疼痛により食事量も減少していた。体動コントロール下で歯周基本治療を開始した。

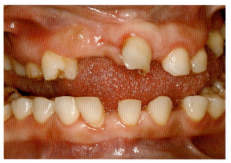

図4 SPT移行（28歳）時の口腔内写真
PCR:86.9％、PD平均:2.6mm、4〜6mm:14.3％、7mm以上:0％、BOP:29.4％。ホームケアに対する拒否がなくなり、歯科診療は通法下で行えるようになった。

■ 口腔の状態と計画

PCR：100％、PD平均：3.6mm、4〜6mm:34.1％、7mm以上:6.8％、BOP：51.5％。1｜に3度の動揺が認められた。エックス線写真での所見は、全顎的に歯肉縁下歯石と上顎前歯ならびに上下顎臼歯部に中等度から重度の垂直性骨吸収を認めた。結果、広汎型中等度慢性歯周炎と診断した。

■ 治療（処置内容）

PMTC（professional mechanical tooth cleaning）と歯肉縁上スケーリングにより辺縁歯肉の炎症を軽減後、歯周基本治療（1/3顎ずつ、6回に分けて）にて歯周ポケット内の炎症の改善を図った。1｜は抜歯した。

1回の処置の流れは、歯ブラシによる導入→浸潤麻酔→歯肉縁上プラークコントロール→SRP（scaling and root planning）→全顎PMTCの順で行った。SRP後のPMTCは、歯科診療への適応力が高められるよう体動のコントロールを徐々に解除していった。

■ ホームケア

歯肉の炎症が強く痛みを伴うことと、舌が大きく磨きにくいため、超軟毛でヘッドの小さい歯ブラシを用いてブラッシングするようアドバイスした。

■ 本症例で考慮した点

治療の流れをパターン化し、系統的脱感作法やカウント法などを併用し身体的・精神的に痛みを与えぬよう心がけた。また、保護者が高齢でホームケアが十分に行えないため、2カ月間隔のプロフェッショナルケアで維持した。

■ 今後のヒント

今後は、口腔ならびに全身の機能などが維持されているかを観察し、短期間でのSPT（supportive periodontal therapy）にて歯肉縁下プラークコントロールを図り、さらなる改善を目指す。また、キーパーソンの母親が高齢なため、保護者の様子やニーズを把握しながら進めていく。

2. Down症候群③　思春期から青年期までの長期歯周病管理

症例の概要

患　者　概　要：35歳・男性（初診時13歳）。
現　　　　　症：歯肉出血。
障　　　　　害：Down症候群（21トリソミー）。
初　診　時　所　見：ブラッシングは全介助の状況であり口腔清掃状態は不良であった。

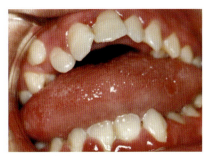

図1　初診時写真

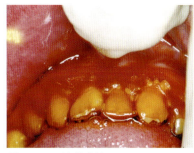

図2　3DS除菌療法

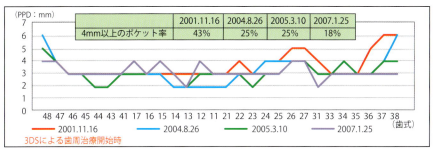

図3　3DS除菌療法開始時から歯周基本検査

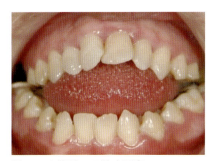

図4　30歳時の口腔内写真

表1　US-OS-FMD術前術後の歯周基本検査表と歯周病菌定量検査表

検査項目	FMD術前	FMD1M後	基準値
4mm以上のポケット率	70%	4%	
BOP率	44%	12%	
歯周病菌定量検査			
A.a菌比率	0	0	< 0.01%
P.g菌比率	8.52%	0	< 0.5%
T.f菌比率	4.44%	0	< 0.5%
T.d菌比率	1.37%	0	< 5.0%
菌数実数値	27,000	1,900	

口腔の状態と計画

13歳の初診時において、全般的に歯冠乳頭部歯肉の発赤、腫脹が著明であることから、プラーク性全身因子関連歯肉炎と診断した。図1に初診時の口腔内写真を示す。

治療

思春期までは歯周基本治療とdental drug delivery system（以下、3DS除菌療法）により良好な結果が得られていた（図2に3DS除菌療法の口腔内写真を、図3に3DS除菌療法開始時からの歯周基本検査結果を示す）。

しかし、青年期以降は意識下での歯周治療に不適応となったため、現在では全身麻酔下の超音波 one stage full mouth debridement（以下：US-OS-FMD）により継続管理を行っている。

図4に30歳時の口腔内写真を表1に初回US-OS-FMD術前術後の諸検査結果を示す。

本症で考慮した点

歯周炎が重度で歯磨き指導だけでは改善が困難と考え、歯周病原細菌の再定着が困難な良質な菌叢への置換を目的として、3DS除菌療法を選択した。その後は定期的なUS-OS-FMDによる継続管理を行っている。

今後のヒント

Down症候群の歯周疾患の予防には、早期からの歯科保健指導や継続管理が重要であると考えられる。

2. Down症候群④　抜歯への同意がなく歯周疾患が悪化した症例

症例の概要
- 患　者　概　要：16歳・男性。
- 現　　　　　症：歯肉の腫脹とブラッシング時の出血。
- 障　　　　　害：Down症候群（21トリソミー）、知的能力障害、発達年齢、基本的習慣2歳10.5カ月レベル（遠城寺式・乳幼児分析的発達検査）。
- 初 診 時 所 見：上顎前歯部の叢生、不正咬合、歯周炎、口腔衛生不良。

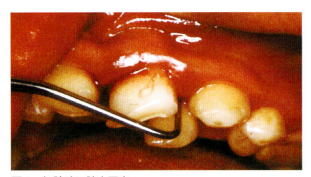

図1　初診時口腔内写真

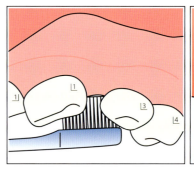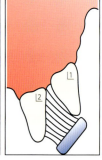

図2　歯列外歯のブラッシング
（左：正面観、右：側方面観）

表1　初診時歯周基本検査表

動揺度	0	0	0	0	0	0	0	0	0	0	0	0	0	0	0	0
出血		+	+	+			+	+	+	+				+	+	
PD	3	3	3	2	2	2	2	3	10	2	2	2	2	3		
	8	7	6	5	4	3	2	1	1	2	3	4	5	6	7	8
	8	7	6	5	4	3	2	1	1	2	3	4	5	6	7	8
PD	3	2	2	2	2	2	2	2	2	2	2	2	3	3		
出血			+											+		
動揺度	0	0	0	0	0	0	0	0	0	0	0	0	0	0	0	0

■ 口腔の状態と計画

　初診時、口腔内診査は問題なく行うことができた。図1に初診時の歯周基本検査時の写真、表1に基本検査結果を示す。WHOプローブを用いて、歯周ポケット測定したところ、全顎的には2〜3mmでプラーク性歯肉炎を認めたが、歯列外歯である上顎左側側切歯の歯周ポケットは10mm以上で、限局的な歯周組織の破壊が認められた。パノラマエックス線撮影は体動のため、撮影できなかった。

■ 治療

　歯列外歯を放置することは、周囲の歯の骨吸収を惹起させ、|2の隣在歯の歯周炎の早期重症化につながるため、抜歯が必要であることを保護者に説明した。
　しかし、抜歯に関して保護者の同意を得ることができなかったため、歯周基本治療を行うこととした。
　口腔衛生状態が不良であったため、ブラッシング指導を行うことから始めた。発達年齢から、本人によるセルフブラッシングの自立は困難であると考え、保護者への介助磨き指導を主に行った。具体的には、歯列外歯のみ1歯を咬合面方向から唇面を磨くように指導した（図2）。全体的には歯頸部歯面に毛先が垂直に当たるように説明した。動揺歯固定は清掃不良の要因になり得ると考え、暫間固定を行わず、歯周基本治療を行い、SPT（supportive periodontal therapy）を実施していくこととした。
　通法による診査は可能であったが、処置は拒否行動が強く困難で、静脈内鎮静法にて行った。2回目の来院時には、歯頸部にプラークの付着がみられたが、上顎前歯部だけは改善したため、母親へ陽性強化を行い、次回の課題を下顎前歯部の歯頸部としたところ、3回目の来院時は著しい改善がみられた。

■ 本症例で考慮した点

　本症例では、Down症候群における歯周炎の早期重症化を予防するために、歯列外歯の萌出時期から抜歯を説明する必要があったが、重症化してからの来院により、抜歯の必要性を保護者が受け止められなかった。
　その時点で方針を歯周基本治療へと切り替え、いかに残存歯を維持させるかという治療方針を検討した。知的レベルは3歳未満なので、セルフブラッシングでの口腔の清潔維持が困難で、保護者の介助磨きで清掃状態の改善を試みた。陽性強化と課題の明確化により改善がみられた。

■ 今後のヒント

　本症例のように歯列外歯がある場合、限局的な歯周炎を惹起させる可能性が高いので、萌出時より抜歯の必要性を説明しなければならない。早期抜歯を受け入れられるように歯周疾患の状態を来院ごとに説明し、時間をかけて抜歯が受け入れられるようにすべきと考えた。

3. 脳性麻痺　定期的なSPTの必要性

症例の概要
- 患者概要：47歳・女性。在宅。
- 主訴：前歯のう蝕や歯石が気になる。
- 障害：脳性麻痺（アテトーゼ型）による肢体不自由（身体障害者手帳1級）。
- 初診時所見：中等度慢性歯周炎、上顎切歯部隣接面う蝕。

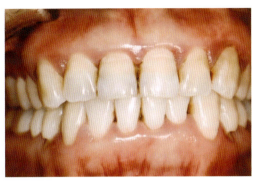

図1　初診時口腔内写真（正面観）

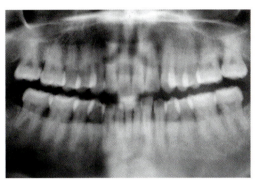

図2　初診時パノラマエックス線写真

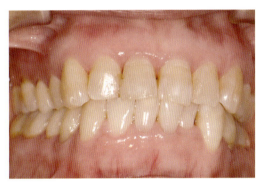

図3　リコール時口腔内写真（正面観）

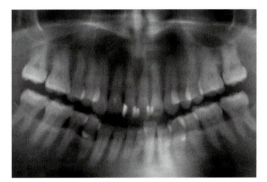

図4　リコール時パノラマエックス線写真

口腔の状態と計画

歯周組織検査では、歯周ポケットは7mm以上が0％、4～6mmが43％、BOP（bleeding on probing）は65％であった。また、全顎的に中等度の水平的骨吸収が認められ、広範型中等度慢性歯周炎と診断した。また、口腔清掃は不良で歯肉縁下歯石や上顎切歯隣接面にう蝕が認められた（図1、2）。

歯科治療に対する協力度は良好であるが、手足の緊張が強く不随意運動が認められた。

姿勢の調整や言葉かけなど、リラクゼーションを行いながら、歯周基本治療を行う計画とした。

治療

歯周基本治療として局所麻酔下で全顎にわたりSRP（scaling and root planning）を行った。再評価後の歯周ポケットは7mm以上が0％、4～6mmが4％、BOPは9.5％と歯周組織の状態は改善した。その後SPT（supportive periodontal therapy）に移行した。

現在2ヵ月間隔でSPTを行い11年が経過するが、歯周組織は良好に維持している（図3、4）。

本症例で考慮した点

緊張が強いと不随意運動が顕著となるので、優しく愛情をもって接し（tender loving care：TLC）、治療の流れを説明して安心させた。治療時の姿勢は、リラックスできるようにクッションなどで調整した。

今後のヒント

不随意運動がとれない場合は、鎮静法が有効な場合が多い。また、脳性麻痺患者は、微細運動が困難なため、手用歯ブラシによる清掃が難しいので、電動歯ブラシや音波歯ブラシなどの使用も考慮する。

併せて、セルフケアで清掃困難な部位は、SPT時のプロフェッショナルケアでカバーするとよい。

4. 精神障害　うつ病者の喫煙関連歯周炎の管理

症例の概要

患者概要：42歳・男性。
現症：喫煙による色素沈着、口腔不衛生による歯石沈着。
障害：うつ病（ジプレキサ®、アシノン®、ツムラ四物湯エキス、ツムラ桂枝加芍薬湯服用）、痙直型脳性麻痺。
初診時所見：歯肉のメラニン色素沈着、舌口蓋側にタールの沈着。

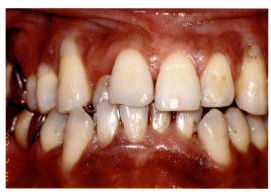

図1　初診時の口腔内写真
顕著な炎症所見は認めないが、深い歯周ポケットが存在する。

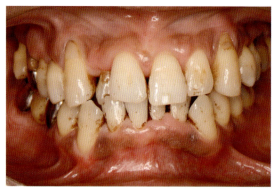

図2　SPT移行時の口腔内写真
病状が安定し毎月のSPTに移行した（PCR 34％、歯周ポケット平均 2.6mm、BOP 9％）。

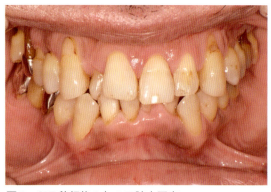

図3　SPT移行後8年の口腔内写真
禁煙後は歯肉の色がピンクに改善した（PCR 52％、歯周ポケット平均 3.1mm、BOP 31％）。

■ 口腔の状態と計画

うつ病にて休職中で、喫煙は20年にわたり、1日30〜40本であった。

また、プラークコントロールは不良で、プラークコントロールレコード（plaque control record：PCR）は90％であった。

全顎プロービング（6点法）の結果、歯周ポケット平均 3.7mm、プロービング後の出血（bleeding on probing：BOP）は62％で、部分的に8mmを超える歯周ポケットが存在し、「7は動揺度3で排膿があった（図1）。

これらより、プラーク細菌に起因する広汎型中等度慢性歯周炎、喫煙関連歯周炎と診断した。

■ 治療

痙縮により、微細な歯磨き動作が困難で、うつ症状が重い時期は習慣が低下した。歯磨き指導と禁煙指導は繰り返して行った。

全顎のスケーリング・ルートプレーニング（scaling and root planning：SRP）と上顎大臼歯部の歯周外科まで終了したが、うつ病の悪化により通院を中断、仕事も退職した。

再来院時は歯周疾患が再発し、静脈内鎮静下で全顎の再SRPを行った。

病状が安定したため、毎月のサポーティブペリオドンタルセラピー（supportive periodontal therapy：SPT）に移行した（図2）。SPT中は部分的に歯周ポケットの再発や歯周疾患の急性発作を認めている。

■ 本症例で考慮した点

うつ病の悪化で通院中断となった時期もあったが、患者の主訴である沈着タールの除去を毎回行うことで通院モチベーションを維持した。歯周疾患の予後不良の大きな要因が喫煙であることを常に情報提供したことで、喫煙量の減少につながった。

■ 今後のヒント

医療者側は、常に患者に対して受容と傾聴の姿勢で、良き理解者となることが必要である。口腔内が改善や維持している部分について正確にその状態を説明し、小さなことでも患者の努力を評価して通院のモチベーションにつなげていく。本症例は禁煙に至ったが、禁煙後のPCR、歯周ポケット、BOPの数値から、歯周疾患のリスクは高いため、引き続き短期間でのSPTを継続する必要がある。

CHAPTER 7
口腔と顔面の外傷

1. Down症候群　残存機能に合わせた対応の工夫

症例の概要		
	患　者　概　要	：62歳・男性。
	現　　　　　　症	：下唇内側の腫脹。
	障　　　　　　害	：Down症候群、てんかん、高尿酸血症。
	初 診 時 所 見	：下唇粘膜面の発赤と腫脹。

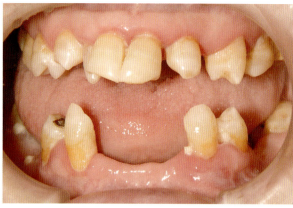
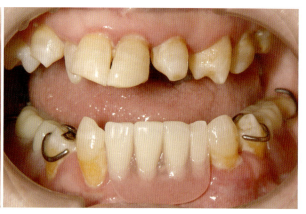

図1　義歯使用時口腔内写真
左：義歯非装着の状態、右：義歯装着の状態。

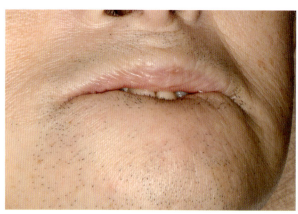
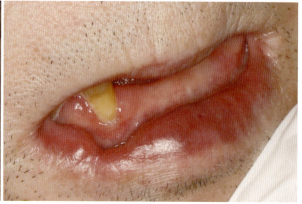

図2　左：下口唇の巻き込み、右：下口唇の腫脹、発赤

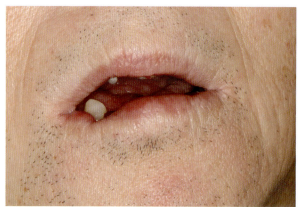
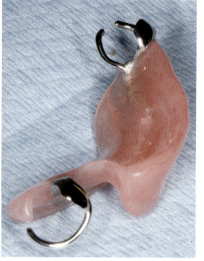

図3　左：装置装着時、右：装置

■ 口腔の状態と計画

全身機能の著しい低下がみられ、食事も常食からペースト食へ変更となった。これまで使用していた義歯（図1）を装着していない状態が長く続き、歯の移動により義歯は不適合の状態であった。口腔周囲筋の廃用性症候により、下顎の後退と開口状態がみられた。さらに、唾液分泌の低下により、口腔および口唇粘膜は乾燥していた。

閉口時には吸啜様動作が誘発され、下顎前歯部の欠損部に下唇を巻き込むため下唇粘膜に発赤と腫脹を生じていた（図2）。

■ 治療

下唇粘膜の発赤部にはグリセリン塗布による保湿を行った。安静時および食事摂取時の下唇の巻き込みと吸啜様動作を防止するため装置を入れることを検討した。人工歯の配列は行わず、下顎前歯部をレジンで立ち上げ、下唇の巻き込みを予防した。装置装着により、食物の捕食時の口唇閉鎖機能、処理時の舌の突出も改善された（図3）。

■ 本症例で考慮した点

長期にわたり入所施設で生活している患者である。著しい全身機能の低下がみられたことから通常の義歯による機能回復ではなく、下唇の巻き込みを防止することを目的とした装置を作製した。違和感が少なく、介助者が着脱しやすいことへも配慮した。

■ 今後のヒント

Down症候群患者は平均寿命が延伸したにもかかわらず、歯周疾患の進行による歯の喪失に対する予防は十分でない。本症例は40歳頃より、歯の喪失に対して義歯を使用していた。そのため、新しい装置への受容も良好であったと考えられる。退行現象にみられるこだわり行動や認知機能の低下などの疾患特性にも考慮し、適正なエイジングの観点から、全身状態、摂食嚥下機能などの評価を行いながら、機能に見合った装置を作製するなどの対応が必要である。口腔機能の低下はサルコペニアや低栄養を招くことからも、患者の全身および口腔機能を可及的に良好な状態で維持するために、継続的な装置の使用などの対応の工夫が必要である。また、装置の着脱や清掃等の管理は施設職員の協力性や関心の度合いなどにも左右されるため、施設職員との密な連携を図る。

障害者歯科医療と全身麻酔

障害者歯科の領域で行動調整法のひとつとして全身麻酔の利用は欠かせないものとなっています。日本で初めて障害者歯科で全身麻酔が行われたのは1966年で、東京の重症障害児施設での症例でした。以来、歯科麻酔学の確立とともに、主に大学病院を中心に取り組まれてきましたが、今日では歯科医師会が設置運営する口腔保健センターや地域の特殊な歯科診療所でも取り組まれています。

障害者歯科における全身麻酔の適応に一定の基準はなく、各臨床の場で、あるいは歯科医師の判断に委ねられているのが現状です。かつては、麻酔薬の種類によっては短期間での繰り返し麻酔は合併症があって回避しなければならないという事情がありましたが、近年では安全な麻酔剤の開発からその利用も可能になりました。とはいえ、麻酔科医の存在、全身麻酔のための機器の設備、治療室など環境の整備、経験あるスタッフの存在などが重要で、どこでもすぐにという選択には至っていません。障害者歯科領域での全身麻酔の目的は、口腔外科の手術のように手術による広範囲の痛みを除去するためでなく、手術侵襲は小さくても、患者の行動の調整にあります。そのため麻酔による侵襲は大きくありません。ただ、障害者には、重症心身障害児・者や心臓奇形、また、気道に奇形のある障害児・者などさまざまな麻酔上のリスクをもったケースがあるため、慎重な適応の選択と全身麻酔管理が求められます。さらに、入院のない日帰り全身麻酔も多く、麻酔前後の管理にも慎重さが求められます。

これまでに数多くの全身麻酔による障害者の歯科治療が行われてきましたが、適応を誤らなければその安全性は担保されているといえます。少なくとも日常生活を問題なく過ごしている障害者への全身麻酔のリスクは低いことが、多くの症例から臨床的に立証されています。一般に障害児・者への全身麻酔は、①一度に多くの歯科疾患の治療が必要な場合、②全身麻酔で行動を調整しなければ安全な治療が得られない場合、③治療の質の担保が必要な場合、④家庭の状況や地域の事情などの社会的事情から全身麻酔が有利と考えられる場合が挙げられます。しかし、全身麻酔による治療にもデメリットがあり、それは治療の費用が高額である、処置の内容が制限される、少ない回数で処置が終了するため継続管理に結びつかない、麻酔科医という人材確保の困難性、そして、まれとはいえ、いったん過誤が生じると重大な問題になる、などです。

今日の障害者歯科では、治療の質と量を担保する歯科医療の提供という意味で全身麻酔は不可欠です。ただし、その特殊性から地域医療での実施は例外的であり、病院歯科や専門医療機関での実施が多くなっています。そのため、専門医療の治療後に管理を担う地域医療との連携がきわめて大切になります。

2. てんかん　てんかん発作による前歯の歯冠破折

症例の概要
- 患者概要：24歳・男性。
- 現症：打撲による前歯の破折、洗面台にぶつけて前歯が欠けた。
- 障害：最重度知的能力障害、難治性てんかん、側彎。
- 初診時所見：1| の破折。

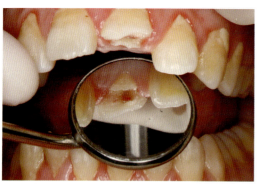

図1　初診時口腔内写真

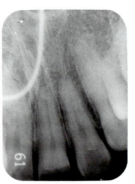

図2　エックス線写真

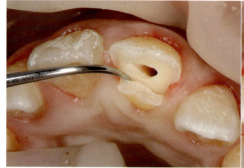
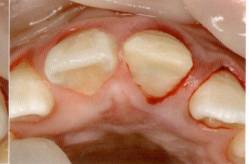

図3　全身麻酔下での口腔内写真

■ 口腔の状態と計画

患者は以前より当センターにて口腔衛生管理を実施していたが、歯科治療に対する拒否により体動が著しく、抑制下では拒否から胃液を嘔吐するため、徒手抑制下にマット上での口腔ケアと静脈内鎮静下での除石を定期的に実施していた。

受傷時は、歯冠が半分以上かけており露髄していた。口蓋側が1/3ほど破折しており、深さはおよそ5mmであった。本人は特に痛がる様子もなく、食事も普通に摂取しているとのことであったので特に応急処置は実施せず、翌日に全身麻酔下にて歯科治療を実施することを計画した。

■ 治療

全身麻酔下にて破折した 1| の抜髄、根管充填処置を実施した。舌側に深い破折片がみられ（図2）、除去をすることも考えたが、除去するには破折片が深かったことから除去はせず、アクリルレジン系の歯科接着用レジンセメント（スーパーボンド®）で接着した。

また、コアを立てて前装冠を装着すると、今後また転倒して歯を破折したときに抜歯に至ることが懸念されたため、保護者に確認し同意を得たうえで審美性よりも長く歯を守ることを優先し、レジン充填処置にて終了した（図3）。

その後も口腔衛生管理を継続しているが、歯の破折や炎症を起こすこともなく、経過は良好である。

■ 本症例で考慮した点

本症例は、てんかん発作と側彎があり、歩行が不安定であるため、普段の歩行も保護者の介助が必要な状態であり、日常生活で転倒するリスクは高いと考えられた。難治性てんかん症例で、前歯部を破折した患者がその後も破折を繰り返す例はしばしば経験する。

本症例では歯の状況からレジン修復が可能であったので、次に破折したときのための対応ができるような治療を実施した。

■ 今後のヒント

破折片接着の予後も良好であったが、歯の状態だけでなく、患者の全身状態や生活環境も考慮しながら治療を実施することも検討する必要がある。

3. Lesch-Nyhan 症候群① 正常な口腔機能の維持向上を目指した処置

症例の概要

患者概要：1歳・男児。
現症：自傷（自分の口唇、指を噛む）。
障害：Lesch-Nyhan 症候群、知的能力障害。
初診時所見：小児科より紹介があり、下口唇に 10×20mm の咬傷を認めた（図1）。生後6カ月より高尿酸血症治療剤（ザイロリック®）内服開始。

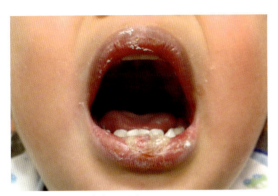

図1 下口唇に咬傷を認める

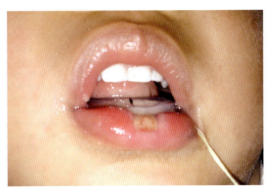

図2 下顎にマウスガードを装着

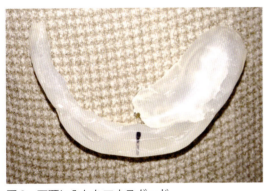

図3 下顎に入れたマウスガード

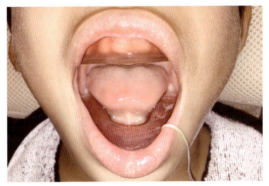

図4 上下顎にマウスガードを装着

■ 口腔の状態と計画

原疾患による下口唇の咬傷を認め、頰粘膜、舌には咬傷を認めなかった。上下顎乳前歯萌出中。食事は経口摂取を継続していた。

■ 治療

今回下顎にエチレン・酢酸ビニル共重合樹脂（ethylene-vinylacetate copolymer：EVA）製のマウスガードを装着するも、逆に下口唇を巻き込み咬傷が悪化し1週間後に破折した（図2、3）。そこで上下顎にマウスガードの装着を試み、材質として本体は加熱重合レジンで作製し、内面は軟性レジンを使用した。唇側に口唇の巻き込みを防ぐため4〜5mmの厚さを確保した（図4）。破折を繰り返すため修理用の予備1組を常時所持させている。現在5歳であるが、乳歯列は損傷なく完成し、周囲軟組織の咬傷はコントロールされ QOL（quality of life）は維持できている。なお、基本的に24時間装着しており、食事も装着したまま行っている。

■ 本症例で考慮した点

文献では、歯の抜髄も含めた削合や抜歯、歯を覆うようなものや開口保持するような装具、ボトックス注射や向精神薬の内服などが報告されていた。しかし、結果としては臼歯部の圧下など歯列不正が生じたものや、経口摂取から経鼻栄養に切り替わっているものが多く、口腔機能が損なわれているものが大半であった。家族には歯を残したいという強い希望があった。

よって本症例では可能な限り、正常な顎骨の成長発育、歯列の完成、口腔機能の維持向上を目指し、マウスピースの維持と歯の移動の余裕をもたせるため、このような設計を試みた。

■ 今後のヒント

今後、顎骨の成長および交換期への対応、咀嚼力や咬合圧に対するさらなる工夫が必要と考えられ、マウスガードへの咬合面の形態付与や金属による補強などを検討している。何より患児にとって自分自身を咬むことは「痛いこと」だと認識、精神的なストレスを軽減させることが重要と思われた。

3. Lesch-Nyhan 症候群 ②　咬傷の制御が困難であった症例

症例の概要

患者概要：27歳・男性。
現症：自傷行為による口唇の咬傷。
障害：Lesch-Nyhan 症候群（重度の知的能力障害、歩行不可、ADL〈activities of daily living〉全面介助）。
初診時所見：長期間の自傷行為による咬傷で口唇を中心に広範囲な瘢痕形成、臼歯部開咬。

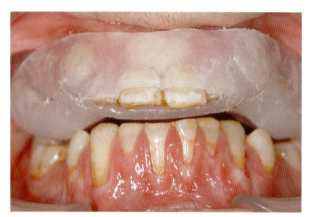

図1　口腔内写真（マウスガード装着時）

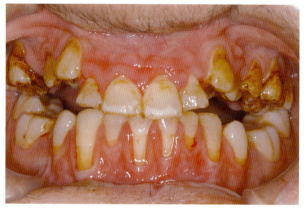

図2　口腔内写真（正面観）

■ 口腔の状態と計画

本症例は2歳より長期的に歯科管理を行った患者である。3歳頃より下口唇を噛む自傷行為が発症し、自傷行為は成人になっても継続した。8歳と11歳頃には自傷行為が重篤化した時期があった。自傷は下口唇を噛む行為が中心であったが、上口唇や舌の咬傷に及ぶこともあった。自傷行為は、全身の緊張とともに口唇・舌を持続的に噛む特徴があった。

咬傷が発症する状況から、Lesch-Nyhan 症候群によるものと診断した。

■ 治療

自傷行為が始まった3歳頃は3mmのマウスガードを装着した。しかし、自傷行為が重篤化した8歳時からは3mmのマウスガードでは自傷行為が防止できず、臼歯部の咬合高径の高いマウスガードに改良し装着した。自傷行為が再度重篤化した11歳時には咬合高径の高いマウスガードでも自傷行為が防止できなくなり、リップバンパーとの併用で一時期対応した。

その後は、咬合高径の高いマウスガードのみで自傷行為を防止できるようになり、享年28歳まで図1に示すマウスガードを装着した。印象採得は全身麻酔下で行った。

■ 本症例で考慮した点

過去の臨床報告による自傷行為への対応法を参考に、マウスガード以外にも、スプリント、薬物療法、心理療法、行動療法などの治療方針を検討した。

治療方針を決定する際にはキーパーソンである母親の意向を最優先に考え、歯科管理を継続していくことを重視し、マウスガードを中心とした対応を行った。

8歳と11歳頃の自傷行為が重篤化した時期は、家族の生活にも支障が出て、母親が永久歯の抜歯を希望する時期もあった。母親の気持ちを支え、寄り添う医療を心において対応した。多いときは年に43回受診し、抜歯を回避した。マウスガードは本人と母親の安定剤としての役割を果たした一方で、マウスガードへの依存が高く離脱できずに、発達期における長期継続的な装着により図2に示すような側方歯群の開咬状態を呈した。装置の歯列咬合への影響は予測できたことではあるが、装置の装着以外には、多量の歯質削除か抜歯しか有効な手段がなかったことを考慮するとやむを得なかった。

■ 今後のヒント

Lesch-Nyhan 症候群の自傷行為は幼児期から始まり成人期まで継続するケースが多い。

本症例では学童期（前歯部交換期と側方歯群交換期）に自傷行為が重篤化し、精神的ストレスが多いときや体調が悪いときに悪化する傾向があった。

自傷行為を防止するために何らかの装置の装着が必要と考えるが、生活のリズムを整えること、精神的なストレスの有無や体調の変化を観察することなど、家庭・学校・施設の日常生活において、患者本人が落ち着ける環境を整備することも重要である。

そのようななかで療育との連携が大切である。歯科的対応にとどまることなく、療育の一環として問題を認識した福祉的医療を念頭において対応していくべきである。25年間の歯科管理のなかで、延べ487回受診した本人と保護者に敬意を表したい。

4．脳性麻痺① 転倒打撲による脱落の再植症例

症例の概要
患　者　概　要：12歳・男児。
現　　　　　症：転倒した際、ベッドの手すりに上顎中切歯を強打したことによる歯の脱落。
障　　　　　害：脳性麻痺（混合型）、知的能力障害（発達年齢4歳2カ月）。
初 診 時 所 見：1|1の完全脱臼（脱落）。

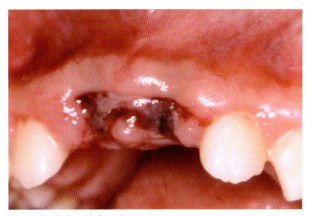

図1　初診時口腔内写真

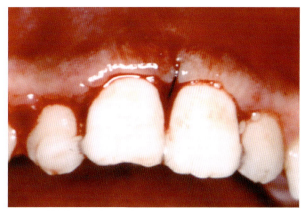

図2　脱落歯の復位と固定

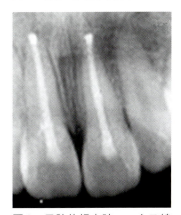

図3　予防的根充時エックス線写真

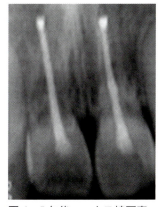

図4　5年後エックス線写真

■ 口腔の状態と計画

図1に初診時口腔内写真を示す。

1|1の外傷性歯の脱臼と診断。受傷後24時間以上経過していたため、出血を認めず歯槽窩は血餅で満たされていた。口腔外に保存されていた歯には歯根破折や歯冠部のエナメル質／象牙質破折を認めなかった。また、心疾患などの重篤な感染症のリスクはない。

■ 治療

歯槽窩内の血餅を極力弱い力で除去し、生理食塩水で軽く洗浄後に無理な力が及ばないように脱落歯を復位させた（図2）。

固定は、生理的同様を保つようにグラスファイバーとスーパーボンド®で行った。さらに、咬合で接触せぬように削合した。再植時に予防的根管治療を行い（図3）、21日目に固定を除去した。図4に5年後のエックス線写真を示す。

■ 本症例で考慮した点

患児の知的能力から前歯局部床義歯は困難と判断し、治療の選択肢を再殖かブリッジとした。外傷の再発も否定できないため、ブリッジへの外傷時外力が両隣在歯に加わることを防ぐ目的から再殖を選択した。

受傷から再発まで長時間経過していたため長期的予後が悪いことを保護者に十分に説明したうえで行った。また、脳性麻痺による不随意運動があるため、どの咬合状態においても患歯の咬合接触がないように調整した。

■ 今後のヒント

健常者に比べ、脳性麻痺患者では前歯部外傷が多いが、対象患者に外傷が頻発する場合はマウスガードの使用など外傷時に重症化しないよう配慮する。

外傷が発生した場合は迅速に対応し、専門家による救急処置が必要であることを認識してもらわなければならない。また、即座に再殖が行える場合は復位を優先し、予防根管治療は後日に行う。

4．脳性麻痺②　転倒による上顎前歯部欠損の補綴

症例の概要

患　者　概　要：18歳・男性。
現　　　　　症：転倒による上顎前歯部脱臼。
障　　　　　害：脳性麻痺（痙直型）。
初 診 時 所 見：1| 陥入、2|1 動揺（M1）、開咬、上顎前突。

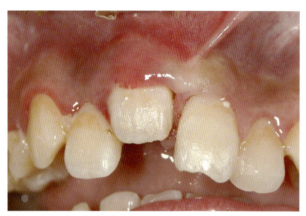

図1　初診時口腔内写真

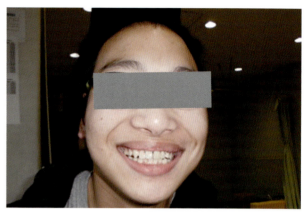

図2　義歯装着後

■ 口腔の状態と計画

図1に初診時の口腔内写真を示す。
車いすに座った状態で車いすごと転倒し顔面強打、1| 歯頸側1/3まで陥入した。この自然回復を期待し、経過観察とした。

■ 治療

初診以降も転倒を繰り返し、3年後旅行先の坂道で車いすより転落、救急搬送された。|1 脱落、|3 歯冠破折のため、搬送病院口腔外科で|3 抜髄、3+5 をワイヤー副子レジン固定の状態で受診した。

患者は知的能力障害もなく、意思もはっきりしており、本人の意見を確認しながら、治療方針を決定した。

|3 の動揺改善後、抜髄・単冠修復、|1 欠損部の部分床義歯を作製した（図2）。

■ 本症例で考慮した点

患者は初診時陥入の 1| は経過良好であったが、その後も転倒を繰り返し、|1 が欠損することとなった。欠損部の補綴修復について本人・両親と検討を行った。本人・両親はブリッジ修復を希望したが、検討中に旅行先のベッドより転落、本人の活動的な生活と転倒を考え、相談のうえ、部分床義歯を選択した。

義歯着脱は自分で行うことを希望したが、左手は顔面まで上がらず、右手は義歯まで届くも、肘の動きが斜め下方のみにしか動かず、義歯着脱は介助するよう指導した。

装着1週間後の受診時に、「義歯が落ちる」と訴えがあった。確認すると、学校では昼食後は本人が着脱しているとのことだった。支援学校教員は義歯破折を恐れ、着脱には協力を得られなかったとのことだった。
①患者の義歯着脱が難しいこと
②正しく着脱すれば義歯破折の危険性は低いこと
③義歯を外したブラッシング・フッ素塗布が必要であること
などを記載した文章を、義歯着脱方法を記した媒体とともに、学校へ持参してもらい、協力を依頼した。依頼後は昼食後に学校教員が義歯を着脱することとなった。

■ 今後のヒント

健常者に比べ、脳性麻痺では前部補綴修復を考えるとき、患者がどのような生活を望んでいるかを考慮することが大切である。

ブリッジ修復では顔面強打時に両隣接支台歯の破折の可能性も考えられる。

転倒の多い患者の補綴修復では、残存歯に負担の少ない義歯による修復も有効な選択肢のひとつである。また、脳性麻痺患者では本人の上肢運動機能から、補綴修復部を自己管理ができない場合がある。運動機能、知的機能を正確に把握し、治療方針を検討する必要がある。

今後は患者の成長とともに変化していく生活環境に対応できるような支援も考えなければならない。

4. 脳性麻痺③　自己刺激行動による頬粘膜の角化症例

症例の概要		
患者概要	：	15歳・男児。
現症	：	習癖異常による口腔粘膜の菲薄化。
障害	：	痙直型脳性麻痺、声帯麻痺、知的能力障害。
初診時所見	：	口腔清掃状態良好、左右大臼歯齦頬移行部から頬にかけて深く溝状になっており、白色病変を認めた。また頬部の厚みが薄くなっていた。

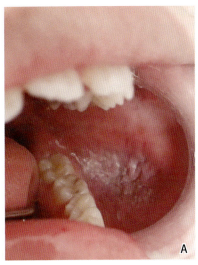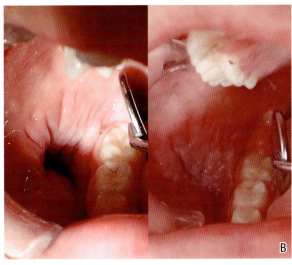

図1　口腔内写真
左頬はくぼみを形成し白色病変を認め(A)、右頬はより深いくぼみを形成し(B左)、広げると白色病変を認める(B右)。

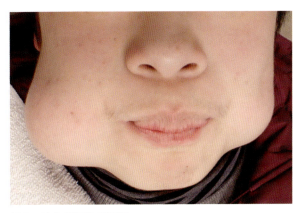

図2　咬合採得時の写真
両側の頬を異常に膨らませる。くぼみの深い右側はより大きく膨らむ。左右の口角は対象であり舌は動かしていないと思われる。

■ 口腔の状態と計画

　白色病変は視診、触診で口腔カンジダ症が疑われ抗真菌薬を処方したが軽減せず、細胞診を行った（図1）。カンジダ菌の検出はなく錯角化と表皮肥厚が認められ、異形細胞はなかった。原因の特定ができずに経過観察となっていたが、初発から3年後に診療室での行動観察から、頬を異常に膨らませる行動がみられた（図2）。家族に確認したところ以前からみられるとのことであった。

　以上のことから、習癖異常ないし、自己刺激行動による頬部への慢性刺激に起因する口腔粘膜の上皮過角化症の可能性が高いと判断した。

■ 治療

　表層は凹凸不整で菌が付着しやすいことが予測され、口腔内を清潔に保ち、くぼみ部分は刺激しすぎない程度にスポンジブラシやガーゼで清掃するよう指導した。

　習癖異常と自己刺激行動に対しては、意識を他に集中させることで制御すること、日常的なストレスの軽減を図ることを指導した。

■ 本症例で考慮した点

　本症例は形態異常を伴う白色病変症

状が3年間持続し、頰部の厚みに影響を及ぼしていることから対応策を必要とした症例である。数回にわたり実施された細胞診と問診からでは原因が特定されず苦慮した。

最終的には診療室での行動観察から習癖異常ないし自己刺激行動が原因である可能性が高いと判断した。

頰部の厚み改善として粘膜移植も考慮したが、可動性部位であり、習癖異常の改善も予測できないことから適用は困難であると思われた。また、症状部位は咬筋をそれていることから経過観察とした。1年が経過してもなお改善は認められず、いまだ対応に苦慮している。

■ 今後のヒント

脳性麻痺児が自閉スペクトラム症を合併する比率は10〜15％と高く、脳の損傷部位によっては37％とする報告があり、自傷行為、習癖異常、自己刺激行動がみられることがある。また、コミュニケーションの困難性や肢体不自由による日常生活の制限から誘発される精神的ストレスや、生物学的要因としての感覚過敏・鈍麻もこうした行動を誘発すると考えられる。

本症例にみられた習癖異常ないし自己刺激行動の原因は特定できないが、診療室での行動観察では、ライトなど物の位置を修正するなどの行為もみられ、自閉スペクトラム症を合併した脳性麻痺であることに起因する可能性があると思われる。

併せて、数年にわたり症状が持続し原因が特定されなかったこともさることながら、最終的に原因が終わりのみえない習癖異常であったことは、癌化や形態および機能異常への不安から、精神的負担は大きいと思われる。

そのため、定期的な受診と検査を繰り返すことで、不安材料を少しずつ軽減させていくことが大切である。また、家庭や社会生活における環境整備の提案を続けるなど、家族への精神的ケアは必要である。

CHAPTER 8
歯科疾患の治療計画

1. 自閉スペクトラム症① 補綴物の維持形態と咬合関係に注意

症例の概要
- 患　者　概　要：36歳・男性。
- 現　　病　　歴：1992年10月初診でう蝕治療を主訴に来院。その後、治療や予防、定期健診で現在まで継続中。2017年10月に定期健診で来院時、6̄インレーの脱離を確認。
- 障　　　　　害：自閉スペクトラム症、療育手帳A2。
- 初 診 時 所 見：反対咬合で咬合は臼歯部のみ。食いしばりが強い（図1～3）。開口維持は困難。

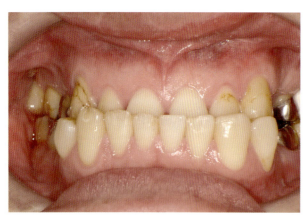

図1　正面観

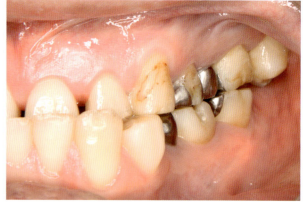

図2　右側面観

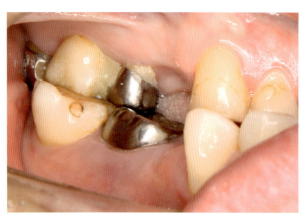

図3　左側面観

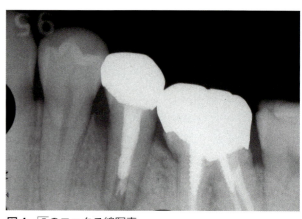

図4　5̄のエックス線写真

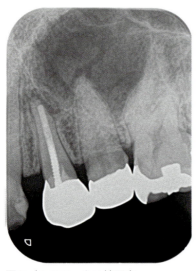

図5　|4̄のエックス線写真

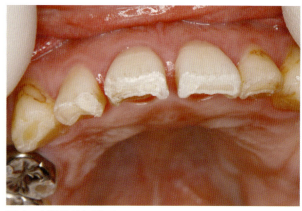

図6　上顎前歯切端面

歯科疾患の治療計画　CHAPTER 8

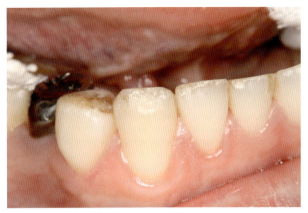

図7　下顎前歯切端面

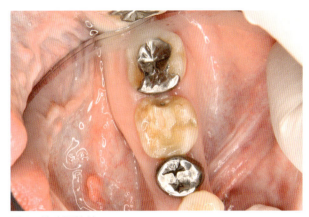

図8　治療開始前

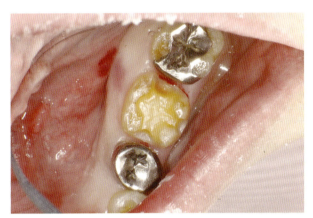

図9　形成終了時

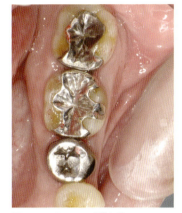

図10　インレー試適時

口腔の状態と計画

2017年10月に定期健診で来院時、6|6 インレーの脱離を確認した。視診より C_2 と診断した。

治療

6| の治療開始にあたって、過去に過大な咬合力を原因のひとつに、|5、|4 の2歯は失活根充後の歯根破折から抜歯になった既往があり（図4、5）、咬合力に抵抗するために間接修復での治療計画とした。

本症例で考慮した点

本症例では、診療時には反対咬合で前歯部が切端誘導のような、切端咬合になることはないが、前歯部の拡大写真（図6、7）からは、上下とも切端部のエナメル破折の状態が確認できる。

可能性としては、習癖としての異物など（かなり硬度のあるもの）の前歯部での噛み癖が考えられる。

また、脱離時の 6| の咬合面観の頬側咬頭、舌側咬頭の咬耗からも、臼歯部での過度の咬合力、クレンチング、歯ぎしりなどが推察できる（図8）。

脱離した破折の少ない補綴物作製にあたっては、全顎での印象採得や、プロビジョナルレストレーションや仮着での経過観察など、慎重な治療の進め方が重要である。

脱離した修復物は近心面を含む2級インレーで、遠心面は一部破折しており、再形成にあたっては、脱離に対する抵抗性と過大な咬合力に対する負担を考慮し、MODの2級窩洞形成とした。脱離時より、窩洞を深く設定し、窩底と窩壁のテーパーを少なくし、近心形成面と遠心形成面の平行性もきつめに設定した。また、維持力を保つためボックス形態も付与した（図9）。

今後のヒント

自閉スペクトラム症患者では習癖からの前歯部切端部の破折、充填物脱離を繰り返す症例が多い。再充填、再形成にあたっては、残存歯の切端部や咬合面の状態をよく確認し、最終形態を考慮することが重要である。特に治療場面では顎の動きに関しては指示行動が困難なため、咬頭嵌合位以外の咬合に誘導される場合がある。

治療場面以外の顎の誘導の痕跡は残存歯に記録されているので詳細な観察が必要となる。

1. 自閉スペクトラム症② 静脈内鎮静法によって恐怖心や痛みに配慮

症例の概要

患　者　概　要：13歳・男児。
現　　　　　症：夜間の歯痛。
障　　　　　害：自閉スペクトラム症、中等度の知的能力障害者（療育手帳B1）、側彎症。
初 診 時 所 見：6| にC₂ を認めた。

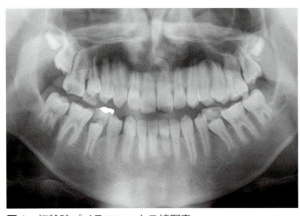

図1　初診時パノラマエックス線写真
6| 歯冠部に透過像を認める。|6と|7の歯冠部にも透過像を認める。E|、E|E の晩期残存を認める。|1 に埋伏過剰歯を認める。

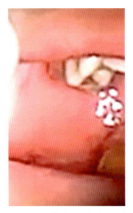

図2　修復後口腔内写真
6| 歯冠修復後（動画キャプチャ像）。

口腔の状態と計画

パノラマエックス線写真で、6| 歯冠咬合面に象牙質に達するう蝕を認めた。|6と|7の歯冠咬合面にも透過像を認める。2年ほど前に近歯科医院で歯科治療を抑制下で受けたが、体動が激しく大変であったという。それ以降は通院拒否のため受診していない。

静脈内鎮静法下で6|6と|7の保存処置、E|とE|E 乳歯3本抜歯した後、定期的口腔衛生管理を計画した。|1 の埋状過剰歯は経過観察とした。

治療

初診時（1回目）は、口腔内の診察とパノラマエックス線撮影を行った。

2回目に静脈内鎮静法下で6| のCR充填とE|とE| 乳歯2本を抜歯した。身長157cm、体重45kgと比較的小柄であった。

診察室に入ることを拒んだため、診察室前の廊下で静脈確保し、鎮静後に入室させた。静脈内鎮静は開始時ミダゾラム2mg＋プロポフォール70mgを使用し、プロポフォール2〜3mg/kg/時で維持した。鼻カニューレで酸素2L/分を投与し、術中バイタルサインは安定していた。6 E|、E| に局所麻酔を行い、歯科治療を開始した。6| の軟化象牙質を除去したところ、露髄は認めず、水酸化カルシウムで間接覆髄し咬合面1級窩洞を形成した。

インレー修復も可能だが、窩壁歯質に十分な厚さがあり強度に問題はないこと、治療が1回で完結できること、修復後の咬合調整が比較的容易であることなどからCR充填を行った。乳歯2本の抜歯は容易で、|E は自然脱落していた。

麻酔時間は90分、治療時間は50分であった。単回の静脈内鎮静法で全治療を行い得たが、予定より導入時間を要し2回治療となった。

3、4回目は絵カードなどで歯面研磨と駆血帯装着のトレーニングを行った。5回目は、チェアー上で静脈確保して静脈内鎮静法下で|6と|7のCR充填を行った。

本症例で考慮した点

本症例は、抑制下歯科治療経験が歯科治療恐怖に結びついているため、トレーニングに時間がかかると予想された。う蝕の進行度が初期であれば、少しずつ慣らしながら治療を行うほうが教育的である。しかし、6| のう蝕が歯髄に近接しており、早期に歯科治療を行わないと、疼痛によるブラッシング困難や、急性歯髄炎に移行する可能性が高かった。そのため6| 除痛と早期治療を目的とした静脈内鎮静法下歯科治療後に、定期的口腔衛生管理のため視覚支援などの行動調整法を積極的に行った。治療を優先したことで疼痛がなくなり恐怖心が和らぎ、診療室への導入は容易になった。

今後のヒント

自閉スペクトラム症は、口腔内の不快感の訴えが少なく、重度のう蝕になってから受診することも多い。

感覚過敏をもつことも多く、う蝕が進行すると切削量や治療時間が増加し、治療に難渋することになる。

定期的な口腔衛生管理は歯科疾患予防だけでなく、患者との信頼関係を築くために重要であることを、保護者に理解していただく必要がある。

歯科疾患の治療計画　CHAPTER 8

患者さんとの出会いから治療に至るまで

　歯科治療は大人にとっても不安を感じるものであり、幼い子どもや障害児・者が見慣れない非日常的な雰囲気・環境の歯科診療室での診察や治療を嫌がることは珍しくありません。

　嫌がる患者を無理やり治療椅子に寝かせ、診察を始めようとすれば診療を拒否し、パニック状態になることは容易に想像がつきます。歯科環境下の不安・恐怖に起因する不快情動、不適応行動は、小児や障害児・者に限らず一般成人においても多様な形で表出され、時に歯科治療恐怖症、異常絞扼症などとして現れることもあります。また、歯科診療時のストレス・精神的緊張が脳性麻痺患者にみられるように、不随意運動や異常反射の誘因となることもあります。このような円滑な診療の妨げとなる患者の心身の反応や行動の表出を予防・制御し、安心・安全で確実な歯科診療が行えるよう環境を整え、患者の心身の状態を調整していく方法を行動調整といいます。

　その第一歩が初診時の患者・家族との出会いです。障害児・者は、保護者（母親）、付き添いの表情や言動に影響されやすく、保護者が不安に満ちた表情をして歯科医師、歯科医療スタッフに心を開かなければ、患者も心を開いてくれません。

　そこで、医療面接では、ゆっくり時間をかけ保護者・家族、患者の話を傾聴し安心できる雰囲気・環境づくりと信頼関係の確立に努めることが重要です。患者ごとに"何に配慮し、どんな工夫が必要かを考え、実践する"ことが、障害者歯科が"スペシャルニーズ歯科"、"スペシャル・ケア"と呼ばれるゆえんであると考えています。

　最初に着目する点は、歯科診療場面での患者の現在の行動、特に不適応行動の分析です。たとえば不適応行動が"過去の不適切な歯科受診経験に因るものか？"、"発達段階が未熟で適応行動を習得できるレベルに達していないことに因るものか？"、"歯科診療経験がないため未知の事象への不安・恐怖に因るものか？"などを検討することは、不適応行動を消去し好ましい行動パターンを形成、強化する糸口になります。

　知的・精神発達と歯科診療への適応性は大きな関連性があり、発達年齢が3歳半～4歳以上で歯科診療に適応できるレディネス（準備性）が備わると報告されています。しかし、障害者歯科臨床でよく利用される遠城寺式・乳幼児分析的発達検査は4歳8カ月以下の幼児期の発達状況を評価する検査のため、児童・生徒や成人障害者の評価に利用した場合、結果の解釈には十分な注意が必要です。環境への適応能力は、発達年齢、精神年齢以外に生活年齢、生活（生育）環境、経験、教育・訓練歴などさまざまな要因の影響を受けながら培われていきます。さらに、感覚機能の発達の遅れや不均衡も不適応行動を生起させる要因のひとつです。

　このほか、障害の種類や重症度、合併疾患の有無とその重症度、合併疾患（障害）の治療、服薬状況の情報も聴取し、必要に応じ主治医に医療情報の提供を依頼します。必要とされる歯科治療の内容、歯数とその侵襲程度、緊急度は行動調整法選択の大きな要因のひとつです。さらに、通院に要する患者と家族の負担についても十分把握する必要があります。無理な通院は治療継続が困難となるため、治療方針決定時に十分な配慮が必要となります。また、日常の歯科保健管理の状態は、治療方針や術後の歯科保健管理法を決定するうえで重要な要因となります。

　術者側の行動調整能力、歯科医療機関の設備・人的要因により応用可能な行動調整法にはおのずと制約が生じます。行動調整法を含めた治療方針の決定は、一方的に歯科医療者側の考えで進めるのではなく、個々の症例の抱えるさまざまな状況に配慮し、患者や家族の希望・考えも尊重しながら、十分な説明と話し合いにより決定する必要があり、書面による患者・家族の同意は不可欠です。

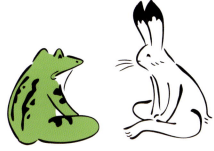

2. 知的能力障害① 歯科治療に対する恐怖心に配慮した治療計画

症例の概要

患　者　概　要：46 歳・女性。
主　　　　　訴：固いものが食べづらい。
障　　　　　害：重度知的能力障害（療育手帳 A）、てんかん。
初 診 時 所 見：残根歯・動揺歯多数、歯石多量沈着、口臭、口腔清掃状態不良。

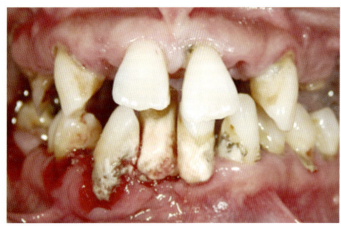

図1　初診時口腔内写真

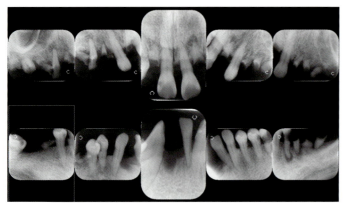

図2　初診時デンタルエックス線写真

表1　初診時における診断と治療計画

治療計画	抜歯	抜歯	RCT	抜歯	/	抜歯	/	/	抜歯	/	抜歯	抜歯	抜歯	抜歯
診断	Per	Per	Per	Per	・	Per	・	・	Per	Per	Per	Per	Per	Per
	7	6	5	4	3	2	1	1	2	3	4	5	6	7
	7	6	5	4	3	2	1	1	2	3	4	5	6	7
診断	C_2	Per	C_2	Per	・	先欠	Per	Per	先欠	・	・	C_2	Per	Per
治療計画	In	抜歯	In	RCT	/	/	抜歯	抜歯	/	/	/	In	抜歯	抜歯

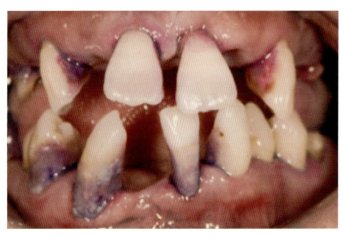

図3　歯垢染色後口腔内写真

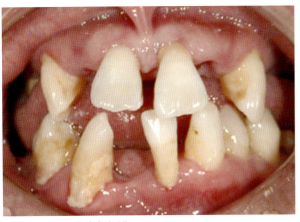

図4 TBI開始後半年経過
プラークコントロールは改善してきたが部分的にまだプラークが残っている。

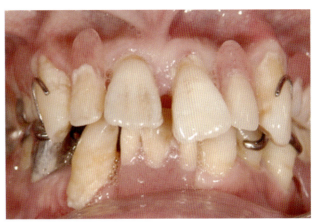

図5 義歯装着時口腔内写真

■ 口腔の状態と計画

初診時の口腔清掃状態は不良（PCR〈plaque control record〉：100％）で、動揺度3度の歯や残根状態の歯が14本認められた。咬合支持は$\frac{3}{3}|\frac{3}{3}$でかろうじて保たれていた。

初診時の診断と治療計画を表1に示す。患者は歯科治療に対する恐怖心が強く、これまで歯科に継続して通院できなかったという背景があった。

そこで即時義歯を作製するなど咀嚼能力の回復を急ぐことよりも、患者との信頼関係を築き、恐怖心を取り除くことを最優先とし、抜歯や義歯の作製は後に行う治療計画とした。

■ 治療

患者は下顎前歯部の動揺が気になるぐらいで、口腔内に疼痛などの急性症状はなく、簡単な会話が可能で意思疎通できた。

これまでの経緯を鑑み、恐怖心の軽減を目的として、前投薬（セルシン® 10mg）内服下、痛みを与えないように配慮しながら2週間おきにTBI（tooth brushing instructions）や除石などの歯周基本治療を行うこととした。その際、モニターで心拍数を確認し（pulse：120）休憩しながら行った。

歯垢付着部位を染め出したカラー写真を患者に持ち帰らせた。高齢である母親の代わりに、通所先の職員にカラー写真を参考に昼食後に仕上げ磨きを行ってもらうよう当科より依頼した。

次第に本人が鏡を見ながら歯磨きをする習慣ができた。

約6カ月後、歯周状態が安定したこと（PCR：40％）、前投薬なしでも治療中も笑顔がみられるなど恐怖心が減ったこと（pulse：60）から、う蝕治療、根管治療、その後の抜歯という順序で治療を進め、最終的には本人の希望により上下義歯を作製した。

現在、何でも食べられるという良好な結果を得ているが、来院間隔が長くなるとプラークコントロールが不良となるため、1カ月おきのメンテナンスを継続している。

■ 本症例で考慮した点

患者は歯科に対する恐怖心がきわめて強かった。

今後のメンテナンスを適切に継続するためには、延べ治療期間が長くなるとしても、患者の恐怖心を軽減させることが重要であると考え、疼痛を伴う可能性のある処置は慣れてから行うなど配慮した。

■ 今後のヒント

歯科に対する恐怖心が強い知的能力障害の患者に対しては、ある程度の意思疎通が可能であれば、まず恐怖心を取り除く配慮と、根気強いTBIを継続することで、口腔衛生状態が良好となる可能性がある。

患者本人・家族の歯や口腔に対する認識、患者の年齢、生活環境などに問題があり、口腔清掃状態の改善が見込まれない場合においても、歯科医師がヘルパーや作業所職員などの多職種に協力を呼びかけて協力を得ることで口腔清掃状態を改善することができる。

PCRを下げ、歯周基本治療を成功させることが、その後の歯科治療の精密さにつながり良好な予後を導く。

2. 知的能力障害②　二次う蝕の予防に全部鋳造冠

症例の概要
- 患者概要：26歳・男性。
- 主訴：う蝕治療の希望。
- 障害：重度の知的能力障害（療育手帳A1）。
- 初診時所見：多数歯う蝕（C_1〜C_4）、咬合崩壊。

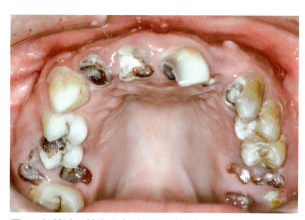

図1　初診時口腔内写真（上顎口蓋側）

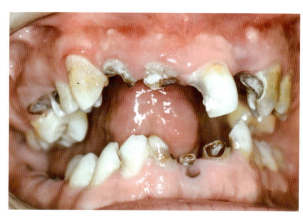

図2　初診時口腔内写真（正面観）

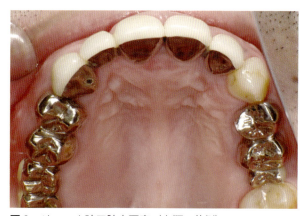

図3　リコール時口腔内写真（上顎口蓋側）

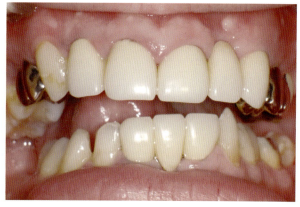

図4　リコール時口腔内写真（正面観）

■ 口腔の状態と計画

口腔清掃状態は悪く、多数歯う蝕（C_4：8歯、C_3：4歯、C_2：9歯の計21歯）に罹患していた（図1、2）。

また、入所するまで歯科治療経験はなかったが、歯科治療に対する協力度はやや不良で、言語理解は低く、発語はなく、コミュニケーションが困難であった。治療に際し、恐怖感をもたないように配慮し、歯周基本治療後、全顎的な補綴治療を行う計画とした。

■ 治療

歯周基本治療後、C_4の抜歯から始め、その後、C_3の根管治療後 Cr ＆ Br、C_2のCR充填と全顎的な治療を行った（図3、4）。なお、理解力が低く、咬合を指示しても応じることができず、咬合採得に苦労した。

現在、治療後3年になるが経過は良好である。

■ 本症例で考慮した点

印象は、全顎で採得し、模型上で咬耗面などを参考にして咬合状態をチェックした。また、清掃が不良なので二次う蝕が発生しないように全部鋳造冠やブリッジで対応した。

装着後の咬合調整は、補綴歯のフレミタスやshining spotを調べ選択的に行った。

■ 今後のヒント

重度の知的能力障害者の治療時の印象採得や咬合採得は困難である。臨床のヒントは、患者に水を嚥下させると咬合するので、その瞬間、下顎を抑えると採得が可能である。それでも困難な場合は、静脈内鎮静法下で緊張を除去する方法を考える必要がある。

2. 知的能力障害③　効率的な全身麻酔下の歯科治療

症例の概要

患者概要：5歳・男児。
主訴：う蝕処置希望。
現病歴：2年ほど前に近医を受診し、抑制下にて治療を試みるも行えず、当科を紹介され受診した。
障害：知的能力障害、発達年齢、基本的習慣3歳10.5カ月（遠城寺式・乳幼児分析的発達検査）。
初診時所見：E|、|C、E|のC₂、D|D、|DE、|DのC₃を認める。

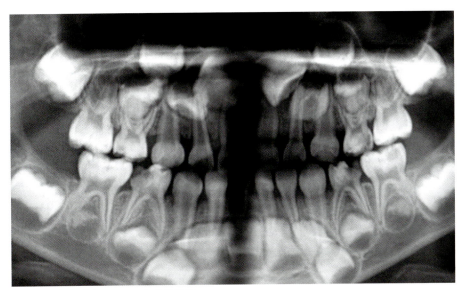

図1　初診時パノラマエックス線写真

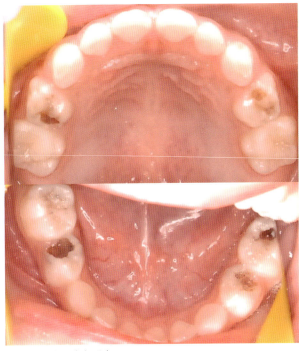

図2　術前口腔内写真

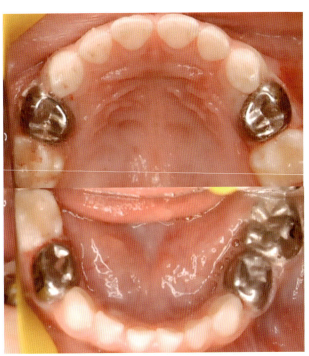

図3　術後口腔内写真

表1 効率的な全身麻酔下歯科治療のポイント
1. 同じ順序
   ①歯石除去
   ②左下最後臼歯部から左下前歯部
   ③行動障害（障害特性）
   ④呼吸、循環管理に問題
   ⑤治療時に症状発現（発作、骨折）
2. ブロックごとに浸潤麻酔を行う
3. ブロックごとにラバーダム防湿を行う

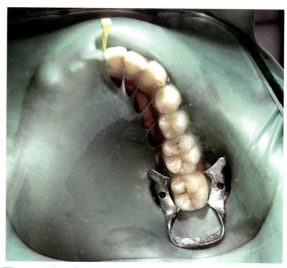

図4 ラバーダム防湿例
本症例とは別の患者。

口腔の状態と計画

初診時、歯科診療台で仰臥位になることも困難であったが、BIM（brush into the mouth）法にてチェアに仰臥位となり開口し、口腔内診査は実施できた。発達年齢からデンタルエックス線写真の撮影も実施可能であると判断したが、口腔内に器具を挿入されることに強い恐怖を感じていたため、今回はパノラマエックス線撮影のみを行った。

多数歯重度う蝕症と診断し、全身麻酔下による集中歯科治療を予定した。

治療

全身麻酔下にて、局所麻酔後、ラバーダム防湿下で$\overline{DE}$→$\underline{DE}$→$\overline{ED}$→$\underline{DC}$の順に、麻酔抜髄即時根管充填、レジン充填処置、乳歯既製冠装着を行った。治療時間1時間50分、麻酔時間2時間30分であった。全身麻酔下集中歯科治療後にトレーニングを実施し、スムーズな受け入れができるようになったので、紹介元へ歯科的健康管理を依頼した。

本症例で考慮した点

全身麻酔は、麻酔時間が長くなることにより回復が遅く、合併症の発現確率が高くなる。したがって、全身麻酔下の歯科治療は効率的にできる限り短時間で行うことが望まれる。そのために表1の内容に配慮した。

「1. 同じ順序」は、全身麻酔前に4つのラバーダム防湿などの準備を歯科衛生士が事前に行うことによって、全身麻酔中にラバーダムの準備を行う時間を節約できる。また、歯科衛生士が治療する順序を迷わせない。

歯科医師が1本のタービンやエンジンのバーを持ったら、そのバーで最後臼歯部から前歯までの軟化象牙質の除去や形成を行うことによって、バーを交換する時間を節約できる。歯科衛生士との効率的な連携が治療時間を短縮させる。

さらに、形成した歯のレジン充填の際には、最後臼歯から前歯までを一緒に歯面処理、充填ができるので、全身麻酔時間の短縮につながる。片顎ごとに修復を行うので、修復時の咬合を確認できる。

「2. ブロックごとに浸潤麻酔を行う」は、痛みストレスを与えないことにより全身麻酔薬の節約につながり、患者の回復を遅らせない。

「3. ブロックごとにラバーダム防湿を行う」は、唾液の混入を防止するだけでなく、気管チューブの周囲のパッキングガーゼにより舌が前方に位置し、歯面に接して形成を妨げることを防止する。

以上を心がけたことにより全身麻酔時間と治療時間を短くできていると考えた。

今後のヒント

地域の歯科医院で嫌な思いをさせず、高次医療機関との連携により知的能力障害者の歯科疾患の重症化を防ぐとともに歯科受診行動の適応性を壊さないことが重要であるが、地域における障害者歯科の高次医療機関の整備が不可欠と考える。

そして、全身麻酔時の歯科治療を効率的に行うことは、歯科治療を担当する者の責任と思われる。

3．Down 症候群　埋伏の両側第二小臼歯を開窓のみで誘導

症例の概要

患　者　概　要：15歳・男児。
現　　　　　症：5|5 埋状に伴う E|E 晩期残存。
障　　　　　害：Down 症候群、重度知的能力障害（療育手帳 A）、大動脈閉鎖不全症、環軸関節亜脱臼。
初 診 時 所 見：E C|E 晩期残存。6|6 C₂、2|口蓋側転位。

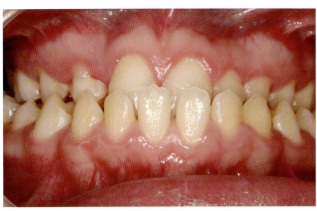

図1　初診時口腔内写真

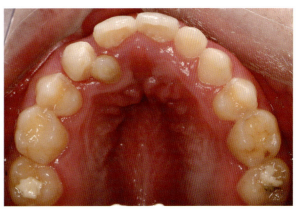

図2　初診時口腔内写真（上顎）
両側第二乳臼歯が残存している。

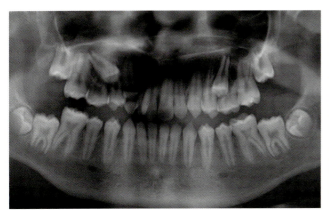

図3　初診時パノラマエックス線写真
両側第二小臼歯胚の近心傾斜を認める。

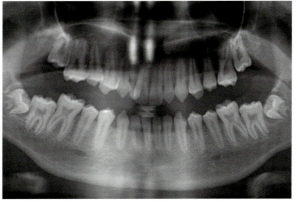

図4　1年後のパノラマエックス線写真
両側第二小臼歯は萌出した。

■ 口腔の状態と計画

初診時パノラマエックス線写真を図3に示す。

C|は歯根吸収を認めるが、E|E は歯根吸収不全を認めた。

また、5|5 の歯胚は歯根形成度 4/5 以上であるが近心傾斜し、萌出困難と診断した。

■ 治療

協力度が低く、開口困難なため、全身麻酔下にて E|E の抜歯を行った。

リンガルアーチによる保隙は、協力状態から適応困難と判断し、抜歯・開窓のみとした。

■ 本症例で考慮した点

5|5 の歯根形成状態から牽引も考慮したが、保隙および牽引装置の装着は協力状態から困難と判断し、乳歯抜歯時、同部を大きく開窓し、埋状歯の歯冠を露出したところ、永久歯は半年後に萌出開始した（図4）。

萌出開始から咬合獲得までさらに半年を要したが、5|5 は歯列上に自然配列した。

■ 今後のヒント

本症例は、近医にて口腔管理を行っていたが、徐々に協力度が低下したこと、また永久歯の萌出が全般的に遅延していたことから発見が遅れたものと思われた。

Down 症候群では萌出遅延とともに歯数欠損も多く、乳歯が残存していても見逃されやすいので注意が必要である。本症例は第二小臼歯の歯胚傾斜を認め、同歯の歯根形成は進行していたものの未完成のタイミングであったため、牽引せずに萌出誘導することが可能であった。

全般的に萌出が遅くとも、定期的なエックス線撮影が重要であると思われた。

4. 先天異常症候群　食異常を伴う患者への対応

症例の概要

患　者　概　要：19歳・男性。
現　病　歴：施設検診にてう蝕を指摘。
障　　害：Prader-Willi 症候群、知的能力障害。
初診時所見：C̄B̄、|B̄の晩期残存、下顎大臼歯部のう蝕および下顎両側智歯を認めた。

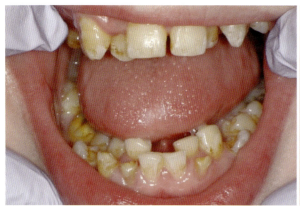

図1　初診時の歯列の状態

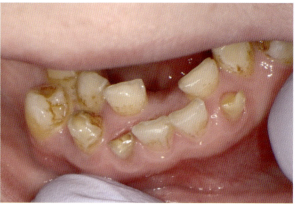

図2　下顎前歯部の歯列
C̄B̄および|B̄が晩期残存している。

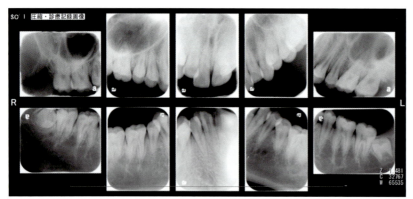

図3　初診時のデンタルエックス線写真

■ 口腔の状態と計画

前の施設入所時は定期的に歯科受診経験があるものの、別施設への転所後は歯科受診が途絶えていた。歯科健診にてう蝕と歯列不正を指摘され、施設職員と来院した。

Prader-Willi 症候群の全身的および行動の特性としては、視床下部における満腹中枢の障害も一因とされ、食欲が抑制されないため異常なまでに食べ続けることと、基礎代謝量が低いため肥満傾向にあるとされている。

本症例では入所後、若干肥満傾向にあったため、食事制限を行っていた。パニック行動としては、食事の遅延があると、大きな声を上げ、動きが大きくなるとのことであった。

体動抑制下に口腔内診査およびデンタルエックス線写真撮影を行った。C̄B̄および|B̄が晩期残存しており、動揺もみられた。6̄と|6̄、|7̄の咬合面う蝕がみられた。歯列に関しては 2|2 の舌側転位と、5| の頬側転位が認められた。

■ 治療

両親は一緒に通院できず、また両親は全身への負担から、局所麻酔はやむを得ないが全身麻酔を拒否され、できる限り埋伏智歯抜歯などの大きな処置は望まないとのことであった。晩期残存乳歯の抜歯および永久歯のう蝕は、両親の了解のもとに処置を行った。

体動抑制は、上肢のベルト固定のみで浸潤麻酔下に処置を終えることができた。歯列不正に関しては、歯科矯正が必要と考えられるが、積極的な治療を望まないことと、適応困難であることから、治療を行っていない。現在は口腔衛生管理を中心に、定期的な受診により口腔衛生状態を保っている。

■ 本症例で考慮した点

本症候群の特徴である肥満は、視床下部における満腹中枢の障害も一因とされている。しかし、間食制限などで体重は適切に制御されており、またう蝕多発傾向もみられなかった。歯列不正に関しては、適応に問題があり、口腔衛生管理を中心とした対応となっている。

■ 今後のヒント

Prader-Willi 症候群の特徴のひとつである食欲の抑制困難はあるが、適切な食事や間食の管理によって、う蝕を過度に誘発することのない口腔管理が可能である。

なお、先天異常症候群とは、先天的な形態異常や機能異常を一定のパターンで共有して疾患単位として確立したものである。

5. 脳性麻痺　増殖歯肉を炭酸ガスレーザーで切除

症例の概要

患者概要：43歳・女性。
現症：歯肉からの出血。
障害：脳性麻痺、知的能力障害。
初診時所見：歯周炎、薬物性歯肉増殖症。

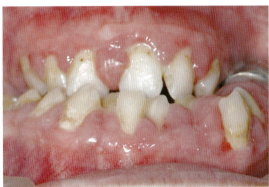
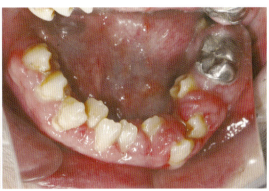

図1　歯肉切除前

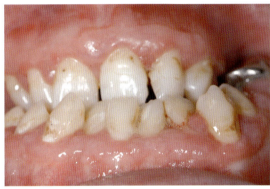
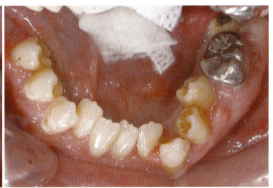

図2　歯肉切除後

■ 口腔の状態と計画

全顎的に歯肉増殖を認めたため、デンタル撮影、歯周精密検査、口腔内写真撮影を行った。図1に初診時の口腔内写真を示す。歯周ポケットは6～8mmで、BOP（bleeding on probing）は100％であった。

現在の服用薬はアレビアチン®、マイスタン®、リボトリール®、レキシン®で、薬物性歯肉増殖症と診断した。

■ 治療

通法下および鎮静法下での治療は困難であったため、全身麻酔下で治療を行った。歯周検査と歯周基本治療を施行後にメスと炭酸ガスレーザーにて歯肉切除を行った。歯肉切除は2回に分けて行い、3カ月後に再評価を行った。

再評価時の歯周ポケットは3～6mm、BOPは100％であった。再評価時の口腔内写真を図2に示す。

■ 本症例で考慮した点

歯肉増殖症への対応としては、服薬状況を把握し、歯周疾患関連の検査を行ったうえで、歯肉増殖の程度と影響を評価することが重要である。

そして、徹底的な口腔清掃管理を継続して行っていくことが基本となる。

今回の症例では、重度の歯肉増殖と評価し、歯肉増殖による歯周ポケットがプラークと歯石の沈着を促し、口腔清掃管理に強い悪影響を及ぼしているとの判断で、積極的な外科処置を行った。

併せて、歯肉切除後の徹底的な口腔衛生管理が大切であること、口腔衛生管理を行っても再発する可能性があることを保護者に説明した。

歯肉切除は、メスによる切除に比べて、外科的侵襲が少なく、術後の痛みや出血がより少なくなることを考慮して、レーザーにて行った。

■ 今後のヒント

薬剤の変更により歯肉増殖が改善したケースを数例経験している。

薬剤の変更は困難な場合が多いものの、主治医に歯肉増殖の状況を伝えておくことは意義が大きい。

主治医との連携が、より良い口腔清掃管理につながると考える。

6. 重症心身障害　萌出障害を咬合調整で改善

症例の概要

患者概要：15歳・男児。
現症：不正咬合と口腔清掃管理。
障害：甲状腺ホルモンMCT8欠損症、知的能力障害、肢体不自由、大島の分類1、てんかん。
初診時所見：四肢麻痺および低緊張を認め体幹保持能力はなく、車いすにて来院。頸部に頸椎手術により金属が埋入されている。口腔内診査で号泣、頸部過伸展がみられチアノーゼが出現する。

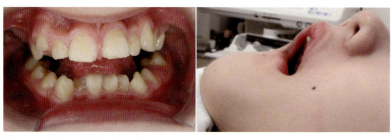

図1　口腔内写真と顔貌写真
開咬（左）、下顎後退（右）、下顎前歯部舌側傾斜および下口唇の巻き込みを認める。

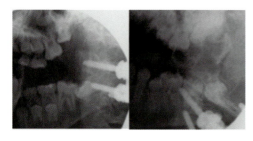

図2　咬合誘導
6が遠心に傾斜し、その歯頸部に7の咬頭重なり萌出を阻害している（左）が、咬合調整3年後には67とも萌出が促されている（右）。

■ 口腔の状態と計画

咬合支持が最後臼歯部のみの開咬、下顎前歯部舌側傾斜、叢生、下顎後退、舌根沈下を認め、さらに下口唇を巻き込む行動がみられた（図1）。また、口腔周囲の過敏を認め、口腔内への器具挿入時には過開口と息こらえでチアノーゼ症状を認めた。

低緊張や日常生活における背臥位によって口腔周囲の形態・機能異常が進行しやすく、口腔疾患発症のリスクが高いことが予測され、定期的な口腔内環境の確認が必要であると判断した。

■ 治療

定期的に系統的脱感作法を用いて口腔内診査および歯面研磨を行っているが、過開口および息こらえは頻繁に起こり、酸素飽和度が93程度から80に低下することもある。

6が遠心傾斜し7の萌出障害を誘発していた（図2左）。6の頬側方向への萌出による異常咬合接触が原因となっていたため、6の咬合接触部位およびE遠心を切削したところ7の萌出が促された（図2右）。

■ 本症例で考慮した点

息こらえについては、事前に母親から日常生活での対応について聞き取り、同様の対応をとることとした。本症例では、口腔周囲を数回軽く叩くことで呼吸を再開する。しかしながら、脈拍の上下変動幅は大きく身体への負荷を考慮し、休憩をはさみながらも短時間で終えるようにした。

顎咬合の異常については、本来は幼少期から姿勢や摂食嚥下指導など口腔機能維持への介入が必要であったが、本症例では来院時には既に症状が進行していた。そのため、現在は定期的に口腔内環境を確認することで歯の切削や抜歯を行うなどで対処している。

また、下顎前歯部舌側傾斜の進行抑制を目的としたスプリントの作製を予定している。

■ 今後のヒント

本症例は甲状腺ホルモンMCT8欠損症という非常にまれな疾患であるが、全身状態は脳性麻痺と類似した症状を示すことが知られている。

脳性麻痺、遷延性意識障害など下顎後退、下顎前歯部舌側傾斜、舌根沈下の症状を示す疾患は多い。下顎前歯の舌側傾斜が進行すると舌の可動域は狭くなり、筋肉や姿勢の異常と相まって舌根沈下や下顎の後退をより悪化させる。さらにそのことで咽頭および気管の狭窄が助長され呼吸器障害、嚥下障害を悪化させる悪循環が形成される。

下顎の後退を防ぐため頸部に装着する頸椎カラーは存在するが、歯科医として、本格的な歯科矯正をせずとも下顎前歯部舌側傾斜を防止するための口唇圧排除を試してみることは、支援のひとつになる。

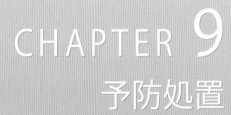

CHAPTER 9
予防処置

1．障害児の予防処置　発達障害児におけるボトルカリエスに対する取り組み

症例の概要
- 患　者　概　要：5歳・男児。
- 主　　　　　訴：う蝕治療希望。
- 障　　　　　害：注意欠如・多動性障害。
- 初 診 時 所 見：多数歯う蝕。

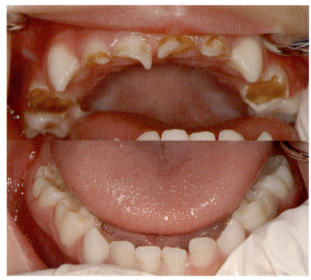

図1　初診時口腔内写真

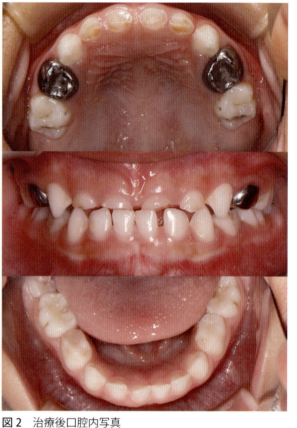

図2　治療後口腔内写真

■ 検査・診断

口腔内診査より上顎のみ多数歯にC₂～C₃が認められた。患児は多飲傾向があり、頻繁に母親に飲み物をせがむとのことであった。

患児は1歳頃には飲み物をコップで飲めるようになっていたが、テーブルなどに置いておくと度々倒してこぼすので、日中は母親が哺乳瓶をテーブルに置いておき、患児が自分で飲んでいた。母親によると、「牛乳などを入れておくと傷みやすく、ジュースだと虫歯になるので、水分補給に最適なスポーツドリンクを入れるようにした」とのことであった。

次子の出産を機に、患児が3歳になる頃に夜間の卒乳を試みたが、泣いてスムーズにいかなかったため、夜間にもスポーツドリンクを入れた哺乳瓶を枕元に置いておくようになったとのことであった。

口腔内診査と問診より、多発う蝕症はボトルカリエスであると診断した。初診時、診療台に上がるよう指示すると泣いて嫌がったため、物理的行動調整（母親と歯科のスタッフによる徒手抑制とハンドオーバーマウス法）を行い、疼痛があると思われる歯について歯科治療を行った。

■ 予防

う蝕予防のプログラムを、歯科治療と並行して実行するため、飲み物の容器と飲み物の種類、患児教育について、それぞれに目標をたてた。

まず、飲み物の容器について、短期目標として、哺乳瓶をやめ、倒れてもこぼれない構造の市販のストローカップを使用するよう指導した。患児による再々の飲み物の要求に対してその都度準備することが負担になるとの母親の訴えを尊重し、日中に飲み物を常に置いておくことに関してはやめさせなかった。

ストローカップは、母子ともに問題なく使用できたとのことであった。最終目標は、患児が自分で飲みたいときに自らコップに注いで飲むこととした。

飲み物の種類について母親は、「家ではスポーツドリンク以外は飲まない」と訴えたため、短期目標はスポーツドリンクを徐々に薄めることとした。薄める濃度について細かくは指示せず、少しずつ薄くして最終的にはスポーツ

ドリンクの濃度が1/3程度になるのに3カ月程度要した。その後、せめて夜間だけでもお茶に変更するよう指導したところ、次第に夜間に水分をとる回数が減少した。

患児教育については、母親はジュースや甘い食べものが歯に及ぼす為害性については知っていたものの、スポーツドリンクには為害性はないと思い込んでいたため、患児と保護者に対し、その為害性についてイラストなどを用いて理解させた。

また、飲食したものを記載する食生活チャートを毎日記入させることで食生活を見直してもらい、モチベーションが下がらないよう配慮した。

■ 本症例で考慮した点

薄めたスポーツドリンクの日中の常飲は今も続いているが、1カ月おきのメンテナンスとフッ素塗布、食生活チャート記入を行っており、新たなう蝕は発症していないため、今は薄めたスポーツドリンクをストローカップで飲む状態を落とし所としている。

■ 今後のヒント

発達障害の患児においては、特定の食べ物や飲み物に対する執着がみられることがある。また、保護者もそのこだわりについて、変更不可能と思い込み諦めているケースも少なくない。患児によっては、保護者の指示には拒否を示しても、第三者の言葉は受け入れる場合もあるため、患児本人に理解してもらうよう患児の理解力に合わせた工夫を行う必要がある。

発達期障害児・者の摂食嚥下リハビリテーション

わが国における摂食嚥下リハビリテーションは、昭和大学歯学部の金子芳洋先生、向井美惠先生、尾本和彦先生らによって重症心身障害者施設で行われたのが始まりです。当時は、脳性麻痺を主体とする重症心身障害児・者の非常に多くの方が窒息や誤嚥性肺炎で亡くなっており、口から食べるという行為が直接生命を脅かしていました。今なお、肢体不自由児・者の窒息や誤嚥性肺炎の問題は存在しますが、格段に減少傾向にあると思います。その要因として摂食嚥下リハビリテーションの普及があったことは間違いありません。

摂食嚥下機能障害に対しては、早期の対応が重要です。対応が遅れると不正咬合を代表とする口腔形態の不調和などの二次障害が引き起こされ、さらに嚥下障害や咀嚼障害を助長します。摂食嚥下は、咽頭だけで機能しているわけではなく口腔からの一連の動作であり、口腔を熟知し、形態の回復ができる歯科医療関係者が専門家として重要な役割を担うことは必然です。また、誤嚥性肺炎発症への口腔内細菌の関与が解明され、歯科医療者による専門的口腔ケアがより注目されています。

当初、本分野の研究の中心は肢体不自由児・者でしたが、近年、さまざまな障害に対して行われ、多くのことが明らかになってきています。Down症候群の舌突出嚥下、知的障害者の丸飲みや早食い、自閉スペクトラム症の偏食や儀式食べなどです。また、認知や自食動作の問題も嚥下機能や咀嚼機能に影響することが報告され、自食時の手と口の協調動作などの指導も意義があると考えられてきました。

これらの成果をもとに先人達の啓発・普及によって、歯科医師、歯科衛生士が参画しながら発達期障害児・者に対する摂食嚥下リハビリテーションが就学前施設、特別支援学校、成人施設など医療機関のみならず療育機関で実施されています。しかしながら、実施の多くは都市部で、全国的ではありません。障害児・者の一般歯科治療と同様に、摂食嚥下リハビリテーションの施行に関しても地域格差が存在しているようです。

最後に、摂食嚥下リハビリテーションに関して高齢者に対する書籍や講習会を多く目にするのに対して、発達期障害児に関してはほとんど見かけません。そのような状況を専門団体は理解し、積極的に対応を行っています。たとえば、日本障害者歯科学会による発達期障害児・者の摂食嚥下リハビリテーションセミナーの全国展開、日本摂食嚥下リハビリテーション学会による発達期嚥下障害児・者対象の食形態分類の発表などで、今後のさらなる発展を期待するところです。

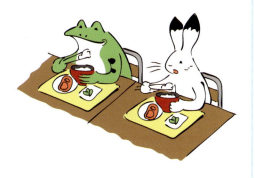

2. 自閉スペクトラム症① フッ素徐放性歯面コーティング剤によるう蝕予防

症例の概要
- 患者概要：7歳（初診時）・男児。
- 主訴：う蝕による痛みで来院。
- 障害：中等度知的能力障害（療育手帳B）、自閉スペクトラム症、注意欠如・多動性障害。
- 初診時所見：う蝕、歯肉炎、唾液分泌減少（フェノチアジン系抗精神薬・ベンゾジアゼピン系抗不安薬内服中）口腔清掃状態不良。

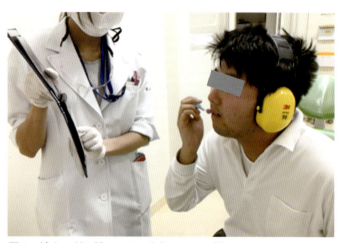

図1　絵カードに沿ってTBIを行っている様子

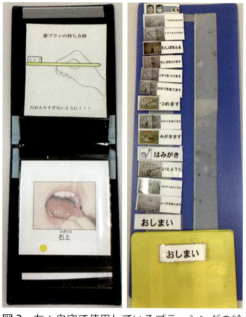

図2　左：自宅で使用しているブラッシングの絵カード、右：母親が作成した歯科診療の流れを示す視覚支援ツール

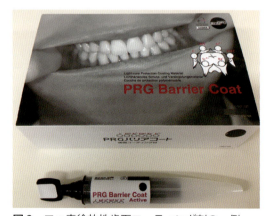

図3　フッ素徐放性歯面コーティング剤の一例

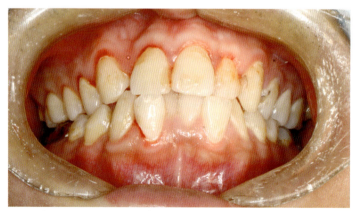

図4　右側口腔スケーリング中の口腔内写真
上顎前歯部に塗布したバリアコートが黄色く変色している様子。

■ 検査・診断

事前の母親に対する医療面接より、視覚支援が有効であることや聴覚過敏に対する配慮が必要であること、決まったパターンが形成されるのに時間がかかることなどがわかった。口腔清掃状態は不良で、多発う蝕・歯肉炎・前歯部脱灰が認められた。また、口呼吸や内服薬の副作用のため、口腔内は乾燥しており、唾液による自浄作用が不十分であること、発語が少ないために口唇による自浄作用も少ないことから、歯科処置と同時に積極的な予防処置が必要と考えられた。

■ 予防

歯科治療後、前歯部の脱灰している部分に対しては、フッ素徐放性歯

面コーティング材を塗布した。臼歯部に対してはフィッシャーシーラントを行った。また、3カ月ごとのメンテナンス時にはPMTC（professional mechanical tooth cleaning）後フッ物塗布を行っている。

■ 本症例で考慮した点

母親は平素より視覚支援を生活に取り入れていた。初診時、患者は熱心に絵カードを見たあと、時間を要するものの、すべての行程を行うことができるなど視覚支援に対する反応が思わしかった。

パターン化した習慣が定着しやすい傾向を利用し、患児の磨き癖を補足する内容のブラッシング用絵カードを作成し、家庭や学校で毎日使用するよう指導したことで、ブラッシングの習慣づけ・技術の向上ができた。

一方で、脱灰していた前歯部は、フッ化物徐放性歯面コーティング剤により、今のところ脱灰は進行しておらず、混合歯列期には新たなう蝕を発症することはなかったが、幼い頃より不規則に甘味を摂取する週間はいまだになくなっておらず、加えて、16歳頃から明け方に一人でコンビニエンスストアに出かけ、菓子を買い食いするなど悪習慣が定着する傾向がみられ、う蝕が多発する新たな問題が生じている。

■ 今後のヒント

自閉スペクトラム症患者では、物事がパターン化される傾向が強いことから、本人と保護者に根気強くTBI（tooth brushing instruction）を行うことで、ブラッシングを生活の一部として定着させることが重要である。

また、う蝕活動性の高い患者において、TBIと同時にPMTC、フッ化物塗布、フッ素徐放性歯面コーティング剤の使用やフィッシャーシーラントなどの予防処置は有効である。

一方で、患者の成長過程で生活習慣の変化は当然のことである。歯科医師は日頃より患者の生活環境の変化に対してもアンテナを張り、好ましいパターンを定着させる細やかな対応が求められる。

障害者の家族支援と歯科医療

地域の歯科診療所や歯科医師会のセンターなどの地域医療は、患者の口腔の状態だけでなく、障害児を育てている保護者や就労している障害者と一緒に生活している保護者と接することが多くあります。中でも障害児の保護者は、受容の困難さで心を痛めている矢先に、今度は療育、就学などに悩み、迷いながら過ごしています。未就学児の保護者では保育園や幼稚園へ入園させるか、それとも障害児の通園施設を利用するかに悩み、就学時には地域の普通小学校の特別支援学級か特別支援学校のどちらを選択するかに大きな悩みをもちます。そして18歳からは、今度は一般就労か福祉的就労かでまた大きく悩むことになります。

地域の歯科医院が障害者と出会うのは、歯科疾患の治療だけでなく、食べるとき噛んでいないという主訴や歯磨きをさせないので磨き方を習いたいという日常生活の支援としての歯科医療を通してです。幼児期の出会いでは保護者は受容という大きな葛藤を抱えている時期であり、地域の歯科医療はまさに保護者への支援という視点での関わりが必要です。このような時期に保護者へ強い歯科保健指導を行うと保護者は強い負担を感じ、精神的に落ち込んでしまいがちです。この時期は、歯科医療機関は母親の歯磨きを支援するという態度が必要で、理想的な歯磨きを押し付けないようにしましょう。母親へは頑張らず、無理せず、地域の歯科診療所を利用して、子どもの口腔の健康を一緒に育てましょうという態度が必要です。

また、きょうだい児を一緒に診る機会では、きょうだいである障害児との関係を支援する態度を示し、家族支援の一助とすることができます。時には、受容に苦しむ保護者の話にじっくり耳を傾け、想いに共感するなどの支援が可能です。これらは子どもが成人となり、就労や自立によってグループホームなどへ行くことで家庭を離れるときも同様です。歯科医療を通して家族に共感し、家族を支援するという地域医療ならではの機能をもっているのが地域の歯科診療所となります。

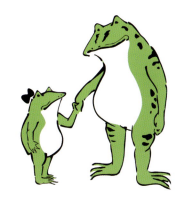

2. 自閉スペクトラム症② 多くの困難さを抱える小児の口腔管理

症例の概要

患者概要：5歳・男児。
主訴：臼歯のう蝕治療希望および歯磨き指導希望。
障害：自閉スペクトラム症、知的能力障害（療育手帳A1）、発語なし、若干の言語理解はある、多動。
初診時所見：C_2：3本、咬耗あり、指しゃぶり、爪咬み。

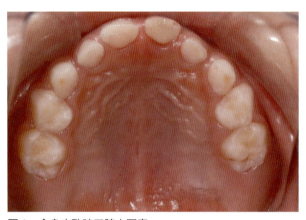

図1 全身麻酔時口腔内写真
5歳11カ月。

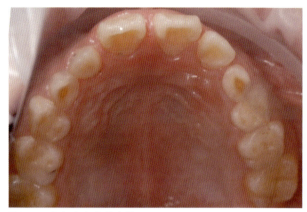

図2 6歳臼歯完全萌出後
8歳5カ月。

■ 検査・診断

口腔清掃状態は不良で、全歯面に肥厚したプラークが付着し、歯肉に炎症がみられ、臼歯部頬側面歯質に脱灰を認めた。臼歯部の小窩裂溝は深く、う蝕や着色を認める。睡眠が不規則で夜中に起きて飲食をすることが度々ある。う蝕活動性試験の結果は（＋）pH 5.6であった。

不十分なプラークコントロールに起因した歯質の脱灰の進行抑制と、歯肉炎の改善、および臼歯部の小窩裂溝のカリエスリスクを軽減するための予防処置が必要と診断した。

■ 予防

歯質の脱灰の進行を抑制する目的で、短期間隔で専門的口腔清掃を行い、フッ化物の局所応用を行った。現在も継続して歯質の脱灰を認めるが、実質欠損は生じず、進行は抑制されている。

歯肉炎に対しても来院ごとのプラーク除去によるコントロールを行ったが、継続して炎症を認める。

日常的な歯磨きが困難で、歯面全体にプラークの付着があるため現在の来院間隔（1カ月ごと）では若干の炎症の軽減は期待できるものの治癒は困難と思われた。

6歳臼歯の小窩裂溝は半萌出の時期に、簡易防湿下でカルボキシレートセメントを填塞し、完全萌出後（図2）に直ちにフィッシャーシーラントを行った。予防処置開始後には新たな小窩裂溝う蝕の発生は認めていない。

■ 本症で考慮した点

口腔清掃状態の改善が必要であるが、歯磨き時に拒否が強く、全身での抵抗や開口しないなど困難な状況が続いている。

保護者へは、プラークの為害性を説明しプラークコントロールの方法について指導を行ったうえで、現状では改善が困難であることを理解し、来院時に専門的口腔清掃を行い対応することとした。

また、来院間隔については、患児の3歳下の弟にも発達障害があり保護者は多忙な日々を過ごしており、来院間隔は1カ月ごとが限界と考えた。

6歳臼歯の半萌出の時期は、裂溝にプラークが停滞しやすく、また歯質が幼若であり、カリエスリスクが高い。萌出状態に合わせて、カルボキシレートセメントの追加や填塞を行い管理した。

■ 今後のヒント

さらなる永久歯の萌出に伴い、積極的なう蝕予防が必要と考えられる。保護者にとっては歯科への来院が負担にならないよう、育児支援としての観点から保護者のサポートを心がけることが必要と考えた。

3. 知的能力障害　低年齢からの定期的な口腔衛生管理の必要性

症例の概要		
	患　者　概　要	6歳・男児（初診時2歳7カ月）。
	主　　　　　訴	歯石の除去、歯磨き指導希望。
	障　　　　　害	染色体異常症（6qモノソミー）、精神発達遅延、体幹機能障害。
	初 診 時 所 見	口腔清掃不良。

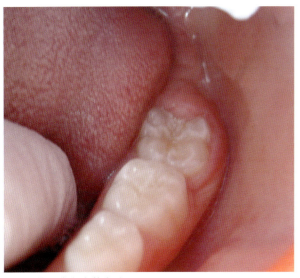

図1　第一大臼歯萌出確認

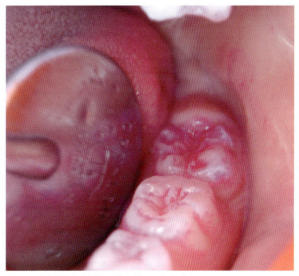

図2　歯垢染色剤使用後の第一大臼歯

■ 検査・診断

　初診時の口腔内所見は乳歯列萌出完了、う蝕は認められなかったが、下顎前歯部に歯肉縁上歯石付着があった。健診時の様子は号泣体動が強く、歯ブラシの挿入に対しても嘔吐反射があり、仕上げ磨き介入も困難な状態であった。食事は丸飲みすることが多く、おやつはゼリー、プリン類、水分はジュース類を与えていた。

　このため、歯科受診で2カ月に1回の定期健診と口腔マッサージを行い、本人の状態に合わせて、PMTC（professional mechanical tooth cleaning）とフッ素塗布を継続した。6歳には嘔吐反射は消失し、う蝕もない状態であった。下顎左側に第一大臼歯1/4萌出を確認した。小窩裂溝部にはプラークの付着があり残渣が認められた。

■ 予防

　第一大臼歯の小窩裂溝部のプラーク付着状況を、歯垢染色剤を使用し確認した。染色状況からう蝕発生のリスクが高いことを保護者に伝えた。口腔内の状況から予防処置の必要性が考えられた。

　シーラント処置は萌出途上のため、ラバーダム防湿が不可能であることからフッ素徐放性歯面コーティング剤を塗布することとした。塗布に際しては前段階として、ワンタフト系ブラシ、メルサージュブラシ（ペンシルタイプ）を使用し、裂溝部の清掃を物理的に行った。裂溝部を清掃したあと、簡易防湿下にて塗布を実施した。

　第一大臼歯は咬合が完成していないため、咀嚼による自浄作用の効果が期待できなかった。また、保護者の歯磨き技術も不十分であり、早急に対応する必要があった。しかしラバーダム防湿が困難であることから、簡易防湿でも対応可能なフッ素徐放性歯面コーティング剤を選択した。

■ 本症例で考慮した点

　患児は初診時から嘔吐反射があり、口腔機能も未熟なため、ホームケア時の対応として次のことを継続目的とした。

①嘔吐反射の軽減には刺激が少ない下顎臼歯部頬側から歯ブラシを挿入する。頬粘膜や口唇を排除しながら短時間磨きを1日数回繰り返す。

②歌を歌うなど本児がリラックスできる方法を見つけて、実践しながら仕上げ磨きをする。

③口腔機能の発達が不十分であり、自浄作用の効果が期待できないため、甘味を与えた後はなるべくお茶、水を与え口腔内環境の改善を図る。

　これらと定期的な歯科受診により第一大臼歯萌出の年齢までに歯科適応は良好、嘔吐反射も消失した。

■ 今後のヒント

　今回、早期受診したことで、第一大臼歯萌出までに嘔吐反射が消失し、予防処置を行うことができた。

　乳幼児期から歯科へ早期から関わることで歯科環境に慣れ、脱感作することに努める必要性を障害児には特に伝えていくことが大切である。

4. Down症候群　歯周疾患の予防を念頭に早期から超音波スケーラーの使用を試みた症例

症例の概要

患　者　概　要：14歳・女児（初診時4歳1カ月）。
主　　　　　訴：着色除去希望。
障　　　　　害：Down症候群。
初 診 時 所 見：黒褐色性色素沈着、前歯部反対咬合。

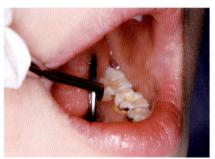

図1　黒褐色性色素沈着

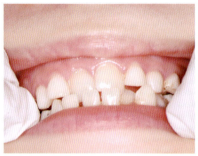

図2　前歯部反対咬合

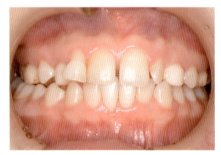

図3　初診から10年経過

■ 検査・診断

患児は拒否が強く、ユニットに仰臥位になることができなかったため、椅子に座って口腔内診査を行った。視診により歯頸部に軽度の歯肉炎を認めたが、う蝕は認められなかった。母親への仕上げ磨きの指導と、患児には歯科に慣れるためトレーニングを行いながら着色の除去を行うこととした。

■ 予防

患児は、初診時に歯科に対する恐怖心があり、仰臥位での診察が困難であった。母親に対する指導では、特に臼歯部に軽度の歯肉炎を認めたことから口腔内が見やすくなる仰臥位にて仕上げ磨きを行うように指導を行い、歯肉炎とう蝕の予防に努めた。

Down症候群は、巨舌を呈することが多い。本症例も同様であり、舌側を磨く際には舌をしっかり排除して歯ブラシの毛先を当てるように指導を行った。また、Down症候群患者の歯周疾患発生リスクが高いという報告が多くあることから、早期から歯周疾患の予防を念頭において超音波スケーラーの使用を試みた。

来院してからしばらくは機械類に拒否を示したため、手用スケーラーで着色の除去を行うと同時に、歯垢の染め出しを行い、母親に対してブラッシング指導を継続した結果、徐々に歯肉炎の改善がみられた。初診から5カ月後には、超音波スケーラーを使用することができるようになり、来院ごとに歯垢染め出し、ブラッシング指導、超音波スケーラーによるスケーリング、着色除去を行い、歯肉炎も改善された。

■ 本症例で考慮した点

患児は何事にも頑固で、あらゆる器具や物ごとに対して拒否を示した。

唯一、歯ブラシに対する拒否は少なかったので、術者や母親による仕上げ磨きにしっかり応じられた際には、十分に称賛してから次のステップに移行するようにしてトレーニングを継続した。また、来院の度に、母親の仕上げ磨きの体勢や苦慮事項について確認し解決できるように話し合いを継続した。

患児は、会話によるコミュニケーションが可能で理解力もあることから、スケーリングなどの処置は無理に行わず、必ず納得させてから行うようにした。当初、バキュームには強い拒否を示したため、絵カードの使用や母親をモデルとしたモデリング法を行ったが奏効せず、手遊び歌「おせんべい焼けたかな」に合わせて、バキュームを患者や母親の手を吸い付けて遊びを行うことにより使用が可能となった。これを機に超音波スケーラーも徐々に使えるようになった。

■ 今後のヒント

主訴が着色の除去であり緊急性がなく、時間をかけてゆっくりと納得させながらトレーニングを行えたことが一番のポイントであった。バキュームは、遊びながらの訓練により使用が可能となった。

Down症候群患者の歯周疾患発生リスクが高いため、超音波スケーラーの使用は将来的に必須である。そのため患者が許容できるように機械類に徐々に慣らしていく必要がある。

患児は、多くの物に拒否を示したが、遊びなどのわずかな工夫と、器械を見せる、口腔内に入れる、口腔内で作動させるなどの段階を、スモールステップで行うことで使用できるようになった。

5. 脳性麻痺　フィッシャーシーラント時の注意点

症例の概要
- **患者概要**：13歳・女児（初診時3歳）。
- **主訴**：健康診断希望。
- **障害**：脳性麻痺（大島の分類9）、脳室周囲白質軟化症（periventricular leukomalacia：PVL）。
- **初診時所見**：B̲ のエナメル質形成不全、第一乳臼歯萌出。

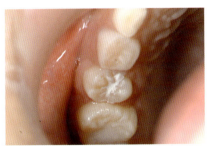

図1　半萌出時のカルボキシレートセメントでの裂溝封鎖

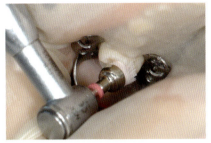

図2　ロビンソンブラシによる歯面および裂溝の清掃

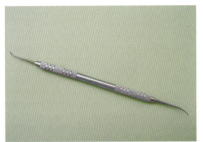

図3　シーラント充塡器トライ®
シーラント専用の探針。

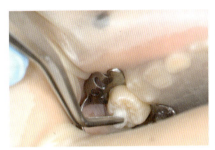

図4　裂溝内の清掃
有機質の清掃は物理的・化学的に行う。

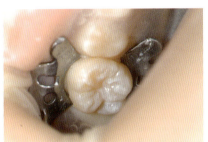

図5　シーラント剤の塡塞
気泡の混入や咬合圧のかかる部位は破折の原因となるため塡塞量に注意する。

■ 検査・診断

初診時（3歳0カ月）は就寝前に哺乳瓶でフォローアップミルクを飲んでいた。卒乳完了は3歳7カ月であった。甘味摂取もありう蝕活動性試験の結果は黄緑（++）pH4.8でう蝕活性度が高かった。また、裂溝の形態は複雑ではなかった。

■ 予防

卒乳時までは1カ月間隔での卒乳指導およびフッ化物塗布を実施した。
乳臼歯の咬合面は裂溝が複雑でなかったため、フッ化物配合のカルボキシレートセメント（以下、HY剤）で裂溝を封鎖し、レジンによるフィッシャーシーラント（以下、FSL〈fissure sealant〉）は実施しなかった。

6̲|6̲ / 6̲|6̲、5̲|5̲ の咬合面は、清掃状態が不良で裂溝内にもプラークを認めたため半萌出時から継続的にHY剤で裂溝を封鎖し（図1）、完全萌出後にFSLに置換した。

■ 本症例で考慮した点

乳臼歯は、患者の裂溝の形態と行動管理を考慮し、FSLを実施しなかった。FSLの脱落を防ぐためにラバーダム防湿下で、小窩裂溝の深部に沈着する有機質を物理的・化学的に徹底的に清掃した。
物理的清掃は、ロビンソンブラシのみでは不十分であり（図2）、裂溝の深部まで到達する先端の細いシーラント専用の探針を用いた（図3）。探針はエナメル質を傷つけないよう力を抜いて使用した。また、化学的清掃には10％次亜塩素酸ナトリウム液を用いて、液が白く濁らなくなるまで繰り返した（図4）。
さらに、患者は歯ぎしりを認めたため継続管理のなかで、FSLの辺縁や部分的に脱落がみられたときは、着色する前に早急に追加や補修を行った。その結果、FSLの予後は現在良好である。

■ 今後のヒント

脳性麻痺では、FSLの適応歯やHY剤からの置換の時期を見極める必要がある。う蝕のリスクが低い者や緊張が著しく咬耗を認める者では、予防塡塞の適応にならないこともある。
シーラント剤塡塞時は、シーラントが破損しないように塡塞量が多くならないことと、気泡が入らないようにする配慮が必要である。

6．統合失調症　歯科治療への恐怖心から過度に歯磨きを行っていた症例

症例の概要

患　者　概　要：36歳・男性。
主　　　　　訴：歯科管理（定期的な口腔ケア）の希望。
障　　　　　害：統合失調症　知的能力障害（療育手帳Ｂ）。
初 診 時 所 見：歯肉の発赤・腫脹、下顎臼歯部のくさび状欠損、喫煙による着色、開咬。

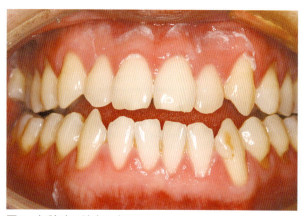

図1　初診時口腔内写真

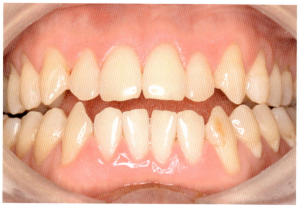

図2　初診から2年経過

■ 検査・診断

歯周基本検査は、4mm以上の歯周ポケットが28歯中4歯で、プロービング時の出血も少なかったが、視診により軽度の歯肉炎が認められた。

パノラマ断層エックス線写真は、本人がレントゲン室への入室を拒否したため行わなかった。

口腔内診査では、過度のブラッシング圧が原因と思われる歯頸部のくさび状欠損と喫煙による着色を認め、ブラッシング指導と機械的歯面清掃が必要と判断した。

■ 治療・予防

患者は、1日に何度も多量の歯磨剤で歯磨きを行っていた。その理由は、仮にう蝕になってしまったときの治療に対する恐怖心や、喫煙による着色を気にしてのことであった。

コミュニケーションが可能のため、う蝕がないこと、歯肉に炎症があることやブラッシング圧過多による下顎臼歯部のくさび状欠損の状態について説明を行い、ブラッシング圧の改善や歯磨剤の使用量についても注意を促した。特にブラッシング圧に注意した指導を継続しながら数回に分けて歯石除去およびくさび状欠損部の修復処置を行った。

一度、しっかりとクリーニングを行い、くさび状欠損部を修復したことで安心したのか、歯磨剤の使用量については改善を認めたが、ブラッシング圧に対しては、来院の度に注意が必要であった。

3カ月ごとの健診にて、ブラッシング指導、スケーリングや歯面研磨を行うことで口腔の健康は保たれているが、禁煙指導については奏効していない。

■ 本症例で考慮した点

患者は、歯磨き時に多量の歯磨剤を使用し、1カ月に8本程度消費していた。くさび状欠損は、過度のブラッシング圧との相乗効果によるものと判断し、歯磨剤の1回使用量を1cmとし、歯ブラシを小さく動かすように指導した。

保護者への問診では、患者は「むし歯になったら大変だ」という言葉を口にすることが多く、歯科治療への恐怖心から1日に何度も多量の歯磨剤を使用して歯磨きを行っているのではないかとのことだった。1カ月ごとに機械的歯面清掃を行い、着色の除去やブラッシング指導を繰り返すことで患者は安心し、歯磨剤の使用量が以前より減少したため、3カ月ごとの定期健診へ移行した。

■ 今後のヒント

患者は、コミュニケーションが可能で、歯磨剤や煙草などの日用品は自分で購入しており、抑止することが不可能であった。また、「むし歯になりたくない」という強迫観念を抱いていた可能性があり、多量の歯磨剤の使用や、強いブラッシング圧はう蝕治療への恐怖心からなると考えられた。

本症例は、母親からの問診情報に合わせてブラッシング指導や機械的歯面清掃を行うことで、患者が安心感を得ることができたと思われる。保護者や介助者からの情報収集は、初診時だけでなく来院の度に継続して行う必要がある。

CHAPTER 10
歯科保健指導

1. 自閉スペクトラム症① 反芻癖を伴う者への保健指導

症例の概要

患者概要：28歳・男性（初診時8歳）。
現病歴：歯科的管理のため他院より紹介。歯が溶けているため心配して再来院。
障害：自閉スペクトラム症、重度の知的能力障害（療育手帳A1）、てんかん、知的障害者施設入所。
初診時所見：$\frac{6|6}{6|6}$ C_1、$\underline{D|}$ 交換期による動揺。25歳再来院時口腔内所見は、反芻癖に伴う酸蝕症による多数歯重症う蝕、DMF歯率96.9％、PCR100％。

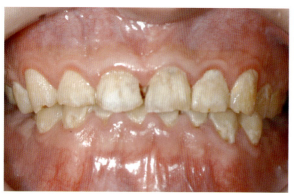

図1 指導前
全身麻酔当日の口腔内：歯面全体にプラークの付着を認める。

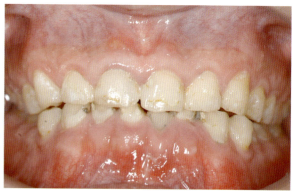

図2 指導後
歯頸部のプラークが減少し歯肉の発赤がやや改善。

■ 検査・診断

初診後19歳までは、2～3カ月間隔にて継続的歯科管理を行った。20歳時から入所施設の園医による管理となり来院が途絶えた。

来院が中断した理由として、保護者は園医の存在もあり他院へ通院する必要性を感じておらず、一方、施設側は他院への通院を好ましく思っていなかった。再来院時のう蝕治療は全身麻酔下にて実施した（**図1**）。その後、歯科衛生過程を用いて、情報収集や問題の明確化、歯科衛生計画立案し歯科衛生介入を行った。

■ 歯科保健指導

全身麻酔後はまず、保護者へ患者の口腔内で白濁の部位を明示し、反芻癖に伴う酸蝕症で新にう蝕が発生する可能性を伝えた。う蝕発生を抑制するためには、日常的な介助磨きのみでは不十分であり、専門的口腔清掃のために短期間隔での歯科受診を促した。

また、施設側へは、歯科医師よりう蝕治療内容およびエックス線写真や口腔内写真を同封し、う蝕リスクが高く継続的な歯科管理が必要であることを文書にて伝えた。

その結果、2～3週間間隔での来院となり、短期間隔での専門的口腔清掃およびフッ化物塗布が可能となった。

次に、定期的な洗口、お茶を飲ませる、就寝前にフッ化物ジェルを塗布するよう施設職員へ保護者より伝えてもらうよう依頼した。

さらに、数をカウントしたり絵カードによる視覚支援を用いて介助磨きを行ったりすることを施設職員へ伝えてもらうよう保護者へ依頼した。

その結果、フッ化物ジェルの使用は実施されたが、清掃状態の改善は認めなかった。原因は患者の情緒が不安定なため、介助磨きに抵抗を示すことが要因のひとつであった。そのため、27歳時に隣接面う蝕が増加した。

そこで施設では、精神科と連携し情緒の安定を図り、支援計画のなかに視覚支援を用いた介助磨きの時間を組み込みこんだことで、本人によるブラッシング行動を出現させた。

また、現在は定期的な洗口やお茶を飲ませるなどの配慮も施設職員により行われているが反芻癖は改善されていない。

■ 本症例で考慮した点

当院では、短期間隔による専門的口腔清掃とフッ化物塗布を実施した。しかし、その効果は少なく、一方、施設の精神科との連携で本人の情緒の安定がみられ、効果的な介助磨きが可能となった。そこで、介助磨きを1日のスケジュールに組み込んだことで、口腔衛生状態に改善がみられた（**図2**）。

■ 今後のヒント

施設入所で反芻癖のある自閉スペクトラム症患者では、口腔衛生の管理にも施設との連携が必要である。

歯科保健指導 CHAPTER 10

1. 自閉スペクトラム症② 精度の高い口腔内診査が必要

症例の概要

患者概要：6歳・男児。
主訴：乳歯の交換時期で歯科受診希望。
障害：自閉スペクトラム症、知的能力障害（療育手帳B1）、発語あり、単語によるコミュニケーションは可能、多動で恐怖心が強い。
初診時所見：視診で診断可能なう蝕なし、咬耗あり。

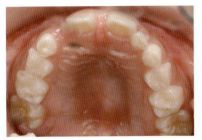

図1 全身麻酔時口腔内写真
6歳8カ月。

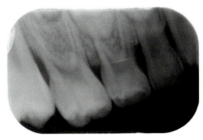

図2 全身麻酔時エックス線写真

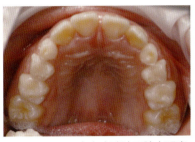

図3 2回目の全身麻酔時口腔内写真

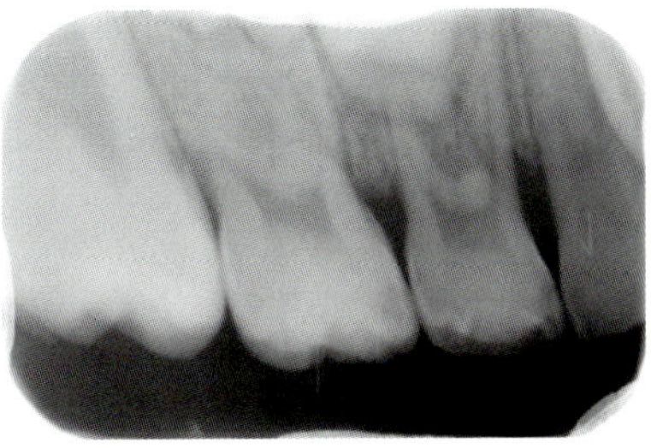

図4 エックス線写真
7歳5カ月。

■ 検査・診断

初診時は隣接面と臼歯の咬合面にプラークの付着を認めた。甘味摂取についてお菓子は食べないが、果物を頻回に摂取している。味覚に過敏で、歯磨剤は使えない。う蝕活動性試験の結果は（+++）pH4.8であり、今後う蝕発生のリスクが高いと思われた。6カ月後にエックス線撮影を行った結果、下顎乳臼歯間にC₂を確認した。その際、上顎乳臼歯間にはう蝕を認めなかった（図1、2）。さらに10カ月後上顎乳臼歯間にC₂を認めた（図3、4）。

■ 歯科保健指導

歯科保健指導については、本人が軽度の知的能力障害があり、多動で、歯科受診時の恐怖心が強いため、直接の指導は困難と考え、母親を対象として行うこととした。

口腔清掃に関して、デンタルフロスの使用について母親へ指導を行ったが、本人の拒否があり、直ちに行うことが難しいため、徐々に慣らすように説明した。6歳臼歯へは外側から歯ブラシを挿入し、掻き出して磨くよう通常の介助磨きの方法を指導した。

頻回の果物の摂取がカリエスリスクの原因のひとつと考え、食べる回数を制限して食後に飲水するよう勧めた。

また、う蝕活動性検査の結果も考慮しフッ化物の応用が不可欠であることを説明し、家庭では歯磨剤や含嗽剤によるフッ化物の使用を検討し、歯科受診時にはフッ素塗布を行う計画とした。

来院の間隔は1カ月ごととし、歯科保健指導、口腔清掃、フッ素塗布を行った。デンタルフロスは使用可能となったが、家庭での歯磨きは短時間しか行えず、十分な清掃効果が得られない状況が継続している。また、甘味摂取に関しては食後のみ果物を食べるように回数を制限し、食後に飲水をすることで対応している。

保健指導の結果、保護者の協力が得られ来院は継続しフッ化物の使用や開始や清掃状態の改善がみられるものの隣接面う蝕の発生を認めている。現状では隣接面う蝕のコントロールには至っていないと考えられる。

■ 本症例で考慮した点

来院時のフッ素塗布や家庭での含嗽でのフッ化物使用を勧めているが、味覚の過敏があることを考慮して、少しでも受け入れやすい味や種類を選択し、脱感作の考えから、ごく少量の使用から開始した。家庭での口腔清掃が不十分であるため、定期的に専門的口腔清掃を行い、プラーク除去を行うことが必要と思われたが、患児は恐怖心が強く器具の使用や回転式ブラシによる機械的清掃を拒否していた。したがって、必要な器具の受け入れが可能となるようトレーニングから開始した。

第一大臼歯の小窩裂溝は臼歯の隣接面と同様にう蝕好発部位であるが、積極的にフィッシャーシーラントを行うことで高い予防効果が期待できるため、萌出完了後、直ちに処置を行った。

■ 今後のヒント

小児の自閉スペクトラム症では行動調整を慎重に進めるあまり、口腔内診査の精度を高く保つことが難しく、う蝕の発生が見逃されることがある。本症例でも来院ごとの口腔清掃は十分に行えず、エックス線写真撮影の時期が遅くなりう蝕の発見を遅らせた。今後はう蝕活動性試験を継続的に行い、カリエスリスクを常時把握することで、保護者に継続的来院や日常の歯磨き、シュガーコントロールの継続の動機付けとなるようにしたい。

2. 知的能力障害　成長や療育環境を考慮した保健指導

症例の概要

患　者　概　要：11歳・男児（初診時2歳3カ月。）。
主　　　　　訴：う蝕治療希望。
障　　　　　害：知的能力障害（現在、療育手帳B、10歳時にAからBに変更）、療育施設入所。
初　診　時　所　見：特記事項なし。

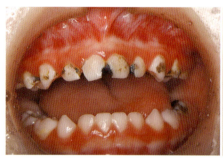
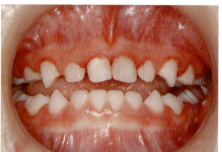

図1　全身麻酔下歯科（左：治療前、右：治療後）

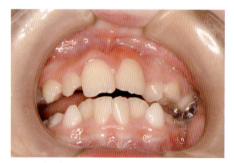

図2　初診から8年経過

■ 検査・診断

初診時年齢2歳3カ月。軽度の体動を認めたが口腔内診査が可能であった。口腔内にう蝕を認めずフッ化物塗布を行い4カ月後の定期健診とした。

■ 歯科保健指導

患児は、初診時にう蝕を認めなかったが、5カ月後の健診で多数歯に及ぶう蝕を認めた。母親への問診から、患児は日常の歯磨きに対する拒否があり授乳を継続していた。母親へ、授乳によるカリエスリスクおよび仕上げ磨きの重要性について説明した。また、仕上げ磨きの方法として仰臥位で磨くこと、10カウント法を用いて終わりを理解させること、卒乳について指導を行った。

治療は、複数回に分けて母親による徒手抑制下にてサホライド®液（フッ化ジアンミン銀）塗布およびグラスアイオノマーセメント修復を行ったが、その後う蝕の進行を考慮し全身麻酔下での歯科治療となった。

全身麻酔前は、父親が患児の歯磨きに協力することはなかったが、両親が協力して仕上げ磨きを行うようになった。卒乳は、全身麻酔後に歯の痛みがなくなり食事の摂取量が増えたこともあり、夜間の授乳がなくなりスムーズに卒乳が行えた。

現在は、11歳になり3カ月ごとの健診を継続している。普段は、寮生活をしているが、健診には必ず両親と来院し口腔内状態を確認してもらい、良好に保たれている。

■ 本症例で考慮した点

本症例は、初診から5カ月という短期間でほぼ全顎にわたってう蝕に罹患する結果となった。患児自身の歯磨きに対する拒否が強いこと、母乳を継続していたことが一因であると考えられた。また、歯科医療従事者の支援の仕方にも問題があったと反省しなければならない。

3歳時、全身麻酔下歯科治療を行った後は、1カ月ごとに定期的に来院してトレーニングを継続したが、歯磨きに対する拒否は変わらず強かった。

患児は、6歳時に療育施設にて寮生活を開始した。集団生活のなかで多くを学び、適切な療育を受けた結果、6歳2カ月時に来院した際には発語が増えてユニットにスムーズに仰臥位になることができた。しかし、現在でも長時間の処置は患児にとって負担が大きいため、予防填塞を1歯ずつ行うなど診療時間を短くするように工夫をしている。また、歯磨きの手順や道具を、寮、保護者、歯科外来で統一することでスムーズに受け入れてくれるようになった。

■ 今後のヒント

本症例は、初診時の口腔内状況のみから判断し、定期健診の間隔を設定した。結果として、次の健診にて多数歯う蝕を認めることとなった。

メンテナンスの間隔を設定するための明確な基準がないため、口腔内状況だけでなく患児の成長や療育環境なども考慮した指導のあり方を考えなければならない。

3. Down症候群① 上唇小帯が歯磨きを邪魔している症例

症例の概要

- **患者概要**：14歳・男児（初診時5歳4カ月。）。
- **主訴**：う蝕治療希望。
- **障害**：Down症候群（療育手帳A）。
- **初診時所見**：歯肉の発赤・腫脹、上唇小帯高位付着。

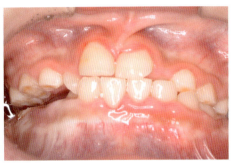

図1　上唇小帯高位付着

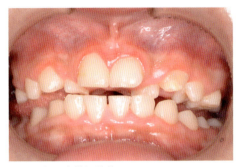

図2　上唇小帯切除後

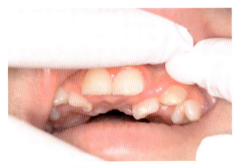

図3　口唇の排除

■ 検査・診断

初診時年齢5歳4カ月。患児はユニットに仰臥位になることを拒否した。そのため、母親が患児を抱きかかえた状態で歯科医師と向かい合わせに座り、患児の背中を歯科医師の大腿部に倒した状態で口腔内診査を行った。う蝕はないが、歯磨きへの拒否が強く歯肉の発赤・腫脹が認められたため、歯科に慣れるためのトレーニングとブラッシング指導が必要と判断した。

また、上唇小帯高位付着はトレーニングの様子や患児の成長をみながら検討することとし経過観察となった。

■ 歯科保健指導

患児は、上唇小帯が高位に付着しており歯磨き時に拒否が強かった。口腔保健指導として、特に抵抗が強く、歯肉の炎症が認められる上顎前歯部に対しては、歯磨き時に上口唇を人差し指で排除し、上顎前歯部を明示しながら行うように母親に指導した。

また、使用する道具は、ヘッドの小さい歯ブラシやタフトブラシを使用するように指導した。

患児の成長とともに徐々に拒否は軽減したが消失には至らず、上顎前歯部への歯垢の付着や歯肉の炎症は健診の度に認められるため、定期的な健診にてブラッシング指導やフッ化物塗布を継続している。

■ 本症例で考慮した点

患児は、上顎前歯部の歯磨きに対する拒否が強かったため仕上げ磨きの際の口唇の排除の仕方や歯磨き時に用いる道具について保護者に説明した。

徐々に、外来での処置に慣れてユニットに仰臥位になり、交換期に伴う乳歯の抜歯や予防填塞がスムーズに行えるようになったので、自身が13歳のときに局所麻酔下で上唇小帯切除術を行った。術中は、泣く・暴れるなどの拒否行動は認められなかったが、緊張や恐怖心が強くみられた。術後2カ月ほど担当歯科医師に対して口を開けなかったが、担当歯科衛生士に対して渋々ながら歯磨きをさせてくれた。その後、外来でのブラッシング指導を継続することで歯科医師に対する拒否もなくなった。

上唇小帯の切除については、初診から8年という年月を費やしたが、患児の成長を待ち、その間はブラッシング指導、歯面研磨やフッ化物塗布などを継続することで口腔の健康を保っていた。

■ 今後のヒント

本症例は、初診時から上顎前歯部の歯磨きに対する拒否が強く、ブラッシング指導を継続しながら上唇小帯切除術の時期をうかがっていた。患児の成長を待ち上唇小帯切除術を行ったあと、歯磨きへの拒否は少なくなった。

本症例のように定期的なメンテナンスを継続して、患児の成長を見極めながら経過を追うことで、外来での小手術が行えることもある。

術後認められた開口の拒否も比較的早期に改善されたのは、発達と、長年培ったラポールの形成によるものと考えられる。

3. Down症候群② 重度な知的障害者への指導に期待できるものは

症例の概要

患者概要：22歳・女性。
現症：下顎前歯部歯石沈着、前歯の動揺。
障害：重度の知的能力障害（療育手帳A判定）、肥満症。
初診時所見：上顎の叢生。

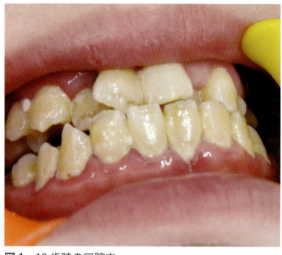

図1　19歳時の口腔内

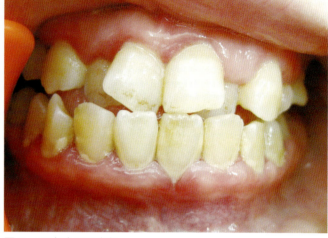

図2　22歳時の口腔内

■ 検査・診断

1歳5カ月で小児歯科を受診し、定期受診を促すも、その後は不定期な受診を繰り返していた。

19歳時に下顎前歯部の動揺を主訴に受診した。う蝕はなく、通常は口呼吸をしており、$\overline{3+3}$ の唇側および舌側面に歯肉縁上歯石の付着、辺縁歯肉発赤、腫脹、プロービング時BOP（bleeding on probing）（+）、下顎左側中切歯は動揺度2度で、PPD（probing pocket depth）は6mmであった。下顎口唇の緊張が強く、下顎臼歯舌側部においては歯ブラシを挿入すると嘔吐反射が起きる状態であった。

■ 歯科保健指導

家庭での仕上げ磨きは、本人の抵抗と口腔周囲筋の緊張が強いため、保護者は何とか上顎の介入はできるが、下顎前歯部に関しては歯ブラシを当てることさえ困難な状況であった。TBI（tooth brushing instruction）時の様子としては、ミラー診察は可能である。本人磨きは下顎咬合面を軽くなぞる程度で、本人が磨きやすい場所のみ磨いている状態であった。歯科衛生士が下顎頰側に手添え誘導を行うも拒否があり、歯ブラシを元の場所に戻してしまう。そのため、まずは介入しやすい上顎から手添えを行い、1ブロックにつき10回こすることを促し支援した。

触覚過敏があること、ホームケアが困難であるため再診として1カ月に1回来院させ、その都度歯科衛生士が脱感作の目的で口腔内のマッサージを行った。歯肉縁上のスケーリングは拒否行動が強いため、エキスカベーターにて1歯から始めた。

歯科受診の間隔を短期間にすると患者の行動にも変化があり、以前ほど拒否行動はなく、強い嘔吐反射も減少してきた。下顎前歯以外は出血も治まってきた。

■ 本症例で考慮した点

家庭においての目標を提案した。
①触覚過敏の脱感作として、顔面、口腔周囲に一定の圧で触れ、抵抗があっても落ち着くまで手や掌を離さない。1日1回は行う。
②仕上げ磨き時は歯ブラシではなくガーゼ清拭を用いる。
③ガーゼ清拭に慣れてきたら、歯ブラシと併用していく。
④仕上げ磨き時の拒否への対応は口腔内を上下顎6分割または2分割し、磨く場所を限定し短時間磨きをする。

22歳の現在は、保護者によるガーゼ清拭と歯ブラシの併用はできる範囲で継続されている。しかし、専門的口腔ケアは不定期な受診のため、計画的な実施が困難な状況である。

■ 今後のヒント

Down症候群の歯周疾患の罹患率の高さや、思春期にも影響する頑固さなどの特性など、将来を見越した助言を保護者に早期より繰り返し伝達すべきである。また、定期的に来院する間、歯科衛生士は保護者との信頼関係の構築に努め、家庭環境のなかにおいて母親が現在どのような状況にあるか、精神的負担も知る必要がある。このような情報を早い段階で収集し、家庭でできる方法を提案することが必要である。

歯科保健指導　CHAPTER 10

障害者歯科の地域格差と地域連携

　日本の地域の障害者歯科は、歯科医師会の口腔保健センターが行う障害者の歯科診療によって支えられているといっても過言ではありません。

　本来、地域医療は地域の診療所によって支えられていますが、わが国では障害者歯科の発展の過程で、診療所よりも歯科医師会が運営する口腔保健センターで取り組まれるという、世界でも例のない障害者歯科が展開されています。

　2018年現在、全国で97カ所というセンター数ですが、診療に携わっている歯科医師は、常勤で専任の歯科医師の場合と、地域の診療所の歯科医師が輪番制で担当する形式や地域の特定の歯科医師による専任性の場合とがあります。それらのセンターには全身麻酔の設備を整えて取り組むところや、摂食嚥下のリハビリテーションに取り組むセンターもあります。

　ところが、このようなセンターの多くは、都道府県の歯科医師会館に設置されるため、県庁所在地に存在することが多く、同じ都道府県の郡町村の障害者にとっては利便性が悪く、利用が困難なことも少なくありません。これらが障害者歯科医療の格差となり、同じ日本国民の障害者でありながら、現実では歯科医療のサービスを十分に利用できない障害者がいるという現状につながっています。

　歯科医師会のセンターには、地域の診療所の歯科医師が障害者歯科を経験する機能があります。地域の診療所が障害者の診療を懸念するのは、その経験がないからということが多いようです。そこで、センターで障害者歯科診療を経験して、自院で行う障害者歯科に結び付けることも期待されます。センターでの経験はそれぞれですが、一定の期間の経験で障害者の歯科医療に慣れることができます。

　地域の歯科診療所で行う歯科医療は、比較的軽度の障害者を対象とした疾患の初期治療と、幼児期からの継続管理による健康管理です。そして、センターで処置が完了した障害者を地域の歯科診療所で継続管理を行うことで、センターと診療所の連携を確立することができます。つまり、センターが県庁所在地に1カ所しかなくても、地域との連携によって地域の障害者の口腔の健康を守ることが可能になります。地域とセンター、専門医療機関の機能の棲み分けにより、無駄なく効果的な障害者歯科を行うこととなり、障害者にとっては口腔の健康づくりの体制が整えられることになります。

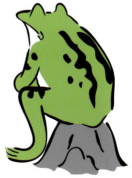

4. 重症心身障害　多職種との連携の必要性

症例の概要

患　者　概　要：3歳・女児（初診時2歳2カ月）。
現　　　　　症：訪問診療所より口腔ケアの依頼。
障　　　　　害：脳性麻痺（大島の分類1）、重度知的能力障害（療育手帳A1）、てんかん、嚥下障害、気管切開術後に高度慢性呼吸不全、胃瘻造設状態、低酸素脳症、重症新生児仮死。
初 診 時 所 見：口腔乾燥、24時間人工呼吸器を装用、喉頭気管分離手術施行なし、上顎前歯部口蓋側面にプラークの付着および歯肉炎、咬合面、舌側面、C|C口蓋側面に歯石沈着。

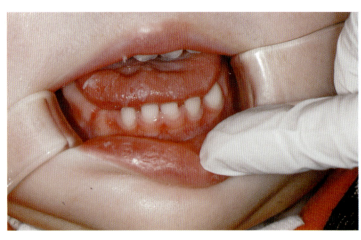

図1　指導前（初診時）
舌の乾燥を認める。

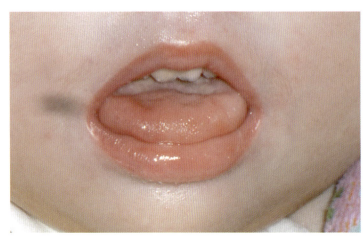

図2　指導中
舌の乾燥が改善。

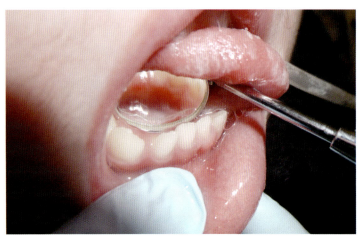

図3　指導後
舌に剝離上皮の付着を認める。

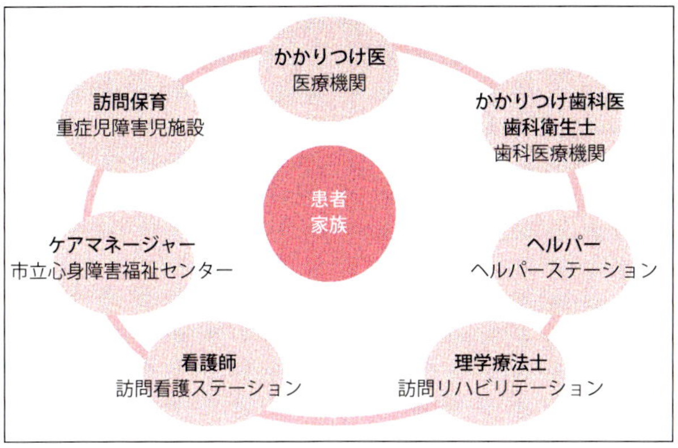

図4　患児への多職種連携

■ 検査・診断

う蝕罹患は認められなかった。

唾液分泌量が多く誤嚥性肺炎予防のため、舌背に24時間吸引器を使用しており、舌尖、舌縁の粘膜の乾燥が著しく（図1）、舌背の吸引器接触部分に角化を認めた。う蝕活動性試験の結果は緑（+）pH5.6でう蝕活性度は低かった。ホームケアは1日2回、母親と看護師によるスポンジブラシ、歯ブラシによる介助磨きが実施されていた。

母親は月〜金まで日中と夜間介護を行っているが、訪問診療の初診時も明るく、「自分にこれから何かできることはないのか」と積極的な姿勢であった。

口腔内の状況から1カ月間隔の管理とし歯科衛生過程を用いて、問題を明確化したうえで歯科衛生計画を立案し歯科衛生介入を行った。

■ 歯科保健指導

母親と看護師に、スポンジブラシは口腔粘膜、舌、口蓋に付着している分泌物や細菌、痰などを口腔外に取り出すことが目的ではあるが、同時に感覚刺激をいれることが可能であることを伝えた。使用時は、
① スポンジブラシに保湿剤をなじませる
② 水分はティッシュペーパーなどで吸い取る
③ 汚れを口腔内に残さないよう奥から手前にくるくると回転させながら同一方向でのみ動かす
④ 小帯は過敏なため、スポンジブラシを通過させないよう配慮する
ことを指導した。

さらに、介助磨きの目的は口腔内を清潔にするだけでなく、刺激によって口腔機能も促進されることを伝えた。また、歯石沈着は、自浄作用の低下および唾液分泌量が多いことが要因であり、介助磨きで一度落ちた細菌を放置しておくと誤嚥性肺炎の原因となるため、唾液の分泌量に合わせてこまめに吸引するよう母親へ指導した。

介助磨きは、
① 本人への声かけ
② ポジショニングとして頭部が少し高くなるよう背中にクッションやタオルを入れる。誤嚥予防として顔を左右どちらかに傾ける
③ 口唇の保湿をまず行う
④ 口唇の排除方法
⑤ 咬反射は少ないため、過敏の少ない下顎の咬合面から実施し、過敏の強い部分は最後に行う
⑥ 途中歯ブラシを洗う
⑦ 最後に口腔内の唾液、分泌物を吸引あるいはスポンジブラシやガーゼで拭き取る
ことを指導した。

上顎前歯部口蓋側の歯肉の炎症は人工呼吸器のリークによる口腔乾燥のためであり、介助磨き終了時に保湿剤を薄く塗布するよう指導した。

さらに、舌背の角化や舌縁の乾燥は24時間吸引器が原因であることを伝え、こまめにスポンジブラシで保湿を行うよう指導した。

口腔周囲の過敏に対しては、スポンジブラシや介助磨きを行うことで口腔の発達を促すことを母親へ伝えた。また、毎日介助磨き以外の時間に、手のひら全体を顔の肌に圧迫するように当て、弱い刺激を一定時間与えるよう指導した。

また、積極的にサービス担当者会議に参加し、介助者が行う日常的な介助磨きの重要性を伝え、多職種との連携を図った。

その結果、プラークや歯石の付着が減少し誤嚥性肺炎にも罹患せず体調は安定している。また、上顎前歯部の口蓋側歯肉炎症はやや改善を認めた。さらに、初診時は舌の動きを認めなかったが、8カ月後には舌が動くようになった。しかし、舌の乾燥は保湿しているにもかかわらず、改善（図2）や悪化（図3）を繰り返している。母親は、初診時同様、介助磨きに熱心に取り組んでいる。

■ 本症例で考慮した点

サービス担当者会議に出席し、患者の口腔の問題を明確化し、多職種に対して口腔ケアの大切さや方法を指導した。また、母親のストレス発散方法は「話を聞いてもらうこと」という情報を多職種（図4）で共有したことで母親の支援につながった。

■ 今後のヒント

重症心身障害児への歯科保健指導では、歯科のみによる対応には限界があり、多職種と連携を図り協働による支援が必要である。

5. 脳血管障害（中途障害）　視覚的フィードバックによる知覚入力が必要

症例の概要

患者概要：63歳・男性。回復期病院入院中。
現症：口腔衛生状態の改善と口腔清掃の自立支援。
障害：右視床出血（発症後48病日）、左側片麻痺、高次脳機能障害、起立性低血圧、意識レベル JCS（Japan coma scale） Ⅰ-2、ADL（activities of daily living） 全介助（functional independence measure：FIM 36点）。
初診時所見：歯肉炎、口腔乾燥、嚥下障害。

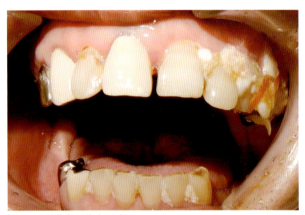

図1　初診時口腔内写真
麻痺側（左側）の歯頸部に食物残渣を認める。

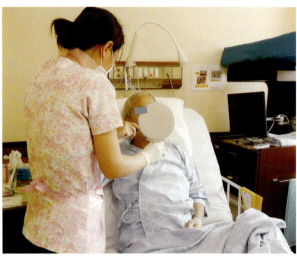

図2　ベッド上での歯磨き指導
鏡で歯ブラシの位置と動きを視覚的に確認してもらう。

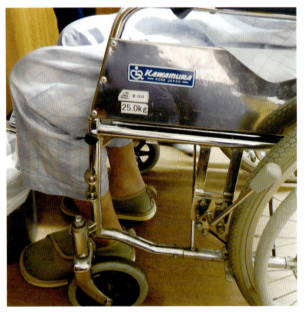

図3　足底を床にしっかり接地させた姿勢調整

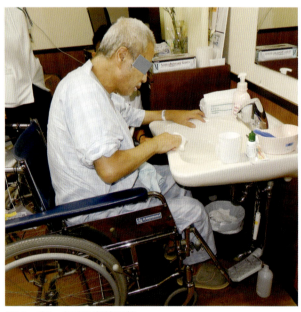

図4　車いすでの姿勢調整
麻痺側の左側上肢を洗面台に乗せ、上体のバランスを安定させた姿勢をとっている。

歯科保健指導　CHAPTER 10

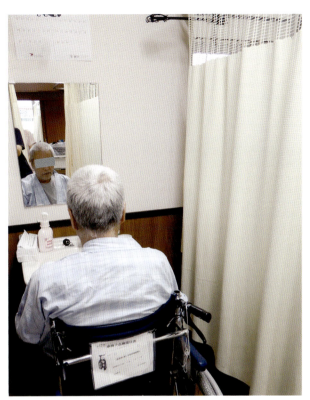

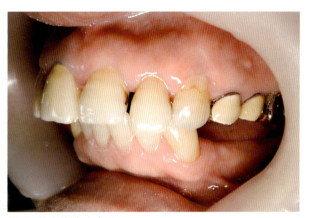

図6　歯科衛生士介入
2カ月後の口腔内写真　麻痺側に食物残渣も認められず、歯肉炎も改善された。

図5　環境設定
右側（健側）からの視覚情報をカーテンで遮断した。

■ 検査・診断

　指導計画では起立性低血圧が改善し、離床が可能になるまではベッド上での口腔ケアと歯磨き指導とした。

　コミュニケーションは可能で、右手（利き手）による歯ブラシの把持や歯磨き動作の運動性は保たれていたが、中枢性左側顔面神経麻痺の影響により左側上下顎の口腔前庭および同側の歯面に食物残渣を認め（図1）、清掃不良による歯肉炎が認められた。

　歯磨き指導時には、周囲からの話し声や人の移動などの視覚情報が入ることで注意散漫になりやすく、また左側空間無視の影響により、左側上下顎の歯を認識できず、歯ブラシで磨かないなどの問題が認められた。

■ 歯科保健指導

　本症例では、入院早期からのベッド上での鏡を用いた視覚的フィードバックによる歯磨き指導と、介助磨きによる知覚入力が必要であると評価した。

　介助磨きの方法は、歯ブラシを持つ患者の手を歯科衛生士が保持し、患者自身による歯ブラシの動きが乱雑になるのを防ぎ、ストロークが小さくなるように補助を行った（図2）。

　起立性低血圧の改善と30分以上の座位耐性獲得により、離床が可能になってからは車いすで病室の鏡のある洗面台へ移動させ歯磨き指導を行った。姿勢は左側片麻痺の影響により上体が左側（麻痺側）へ傾くため、両側の足底を床にしっかり接地させ（図3）、左側上肢を洗面台に乗せることで上体のバランスを安定させ、歯磨き動作が行いやすい姿勢に調整した（図4）。

　歯磨き指導時には血圧低下を評価する目的で、血圧、SpO_2などのバイタルサインを測定した。

　また、高次脳機能障害の影響により右側からの視覚情報に反応して注意散漫になりやすいため、右側からの視覚情報をカーテンで遮断し、歯磨きに集中しやすい環境を設定した（図5）。

　指導2カ月後には食物の残渣も認められなくなり、歯肉炎も改善することができた（図6）。

■ 本症例で考慮した点

　脳卒中患者の歯磨き指導では、口腔内の清潔度を意識した指導のみにとらわれがちであるが、本症例では歯磨き動作のための体幹姿勢、上肢運動機能および高次脳機能障害の評価、さらにはバイタルサインの評価を含めた全身状態について配慮した。

■ 今後のヒント

　脳卒中患者では全身状態に関するリスク管理や歯科衛生過程に加え、医師、看護師、作業療法士などのリハビリスタッフとの多職種連携・協働が必要である。

CHAPTER 11
長期的な管理計画のたて方

1. 自閉スペクトラム症　17年間の継続管理例

症例の概要

- 患者概要：24歳・男性。障害者支援施設通所（在宅）。
- 主訴：う蝕治療の希望。
- 障害：自閉スペクトラム症（療育手帳A2）、重度知的能力障害。
- 初診時所見：多数歯う蝕。

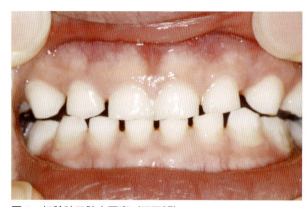

図1　初診時口腔内写真（正面観）

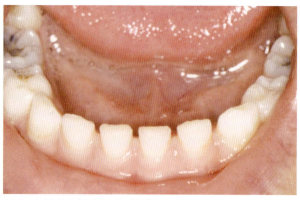

図2　初診時口腔内写真（下顎）

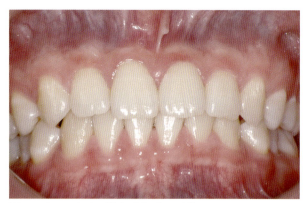

図3　リコール時口腔内写真（正面観）

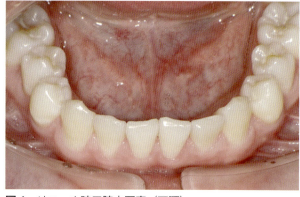

図4　リコール時口腔内写真（下顎）

■ 検査・診断

初診時は7歳で、乳臼歯の5本がう蝕に罹患し、右側下顎乳臼歯は症状があった（図1、2）。

発達レベルは、対人関係2歳0カ月、発語2歳9カ月、言語理解4歳4カ月であった。コミュニケーションが困難であったため、通法での治療はやや不適応と思われた。

■ 長期管理計画

本来であれば、薬物を用いた行動調整により治療を行うべきであるが、当時、当施設は薬物的行動調整法を実施していなかったので、痛みのある右下顎乳臼歯のう蝕治療を身体抑制下で行った。

しかし、治療後に痛みがとれたのか、協力的となり、他の部位の治療は通法で可能となった。

治療終了後のリコールは2カ月間隔で行い、予防処置（シーラント、フッ素塗布）やPMTC（professional mechanical tooth cleaning）を行った。セルフケアでは、歯磨き行動の習慣化を試みた。

また、母親に、隣接面う蝕の再発防止のため、フロスや介助磨きなどの保健指導を実施した。永久歯列期になっても、う蝕の発生もなく17年が経過している（図3、4）。

■ 本症例で考慮した点

身体抑制を用いたが、治療時に表面麻酔を施し、局所麻酔下でなるべく無痛化で処置を行った。

■ 今後のヒント

症状がある場合には、治療を先行させ、除痛後、行動療法を行うと効果的であると思われる。また、長期管理ではセルフケアが困難な場合には、介助磨きと短期リコール時のプロフェッショナルケアが必須である。

2．知的能力障害① 長期間にわたり患者の成長に合わせて口腔管理を行った症例

症例の概要
- 患　者　概　要：23歳・男性（初診時12歳9カ月）。
- 主　　　　　訴：う蝕治療希望。
- 障　　　　　害：知的能力障害（療育手帳B）。
- 初　診　時　所　見：う蝕、乳歯晩期残存、歯肉炎、口臭。

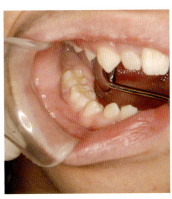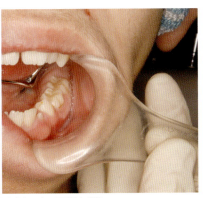

図1　幼若永久歯萌出中（左：下顎右側、右：下顎左側）

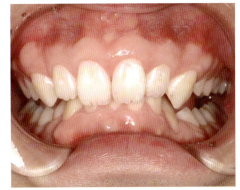

図2　初診から10年経過

■ 検査・診断

初診時年齢12歳9カ月。

患者の拒否が強いため、週に1度だけ母親による歯磨きが行われていた。口腔内診査では、多数歯に及ぶう蝕を認めた。エックス線撮影は拒否があり不可能であった。患者は、歯科治療に対して強い恐怖心があり通常の治療は困難であったため、全身麻酔下での歯科治療が望ましいと判断された。

■ 長期管理計画

全身麻酔下にて晩期残存乳歯抜歯、コンポジットレジン修復、全顎のスケーリングおよび機械的歯面清掃を行った。全身麻酔下歯科治療後は、歯科に慣れるためのトレーニングのために、1カ月に1度の来院とした。13歳から幼若永久歯のう蝕予防を目的として、フッ化物洗口の練習を開始した。また口腔内に萌出した永久歯には、予防填塞を行った。

18歳頃には、歯周疾患予防として超音波スケーラーの使用を開始した。バキュームの音や水に慣れるまでには時間を要したが、10カウント法を用いてトレーニングすることで使用可能となった。

20歳頃に将来の施設入所および今後の自立を考慮し、本人磨きを強化するようにトレーニングを開始した。外来では、唇・頬側面は十分に歯磨きできるまでに至った。

全身麻酔下歯科治療から10年以上経過し、新たなう蝕の発生は認められず口腔の健康が保たれている。

■ 本症例で考慮した点

患者は、過去に転倒して上顎前歯（永久歯）を床にぶつけワイヤーで固定された。タービンを用いて固定除去を行ってから、歯科に対する恐怖心が強くなったとのこと。月に1度、定期的に来院し、環境に慣れてもらうようにトレーニングを開始した。

患者は待合室で子どもが騒ぐ声などに敏感に反応し、パニックを起こすこともあるため、予約時間の厳格化、個室の使用、そして会計の迅速化など環境設定に配慮した。

当初は、恐怖心が強く頑なに口を閉ざしていたが、トレーニングは決して無理強いせず段階的に行い、術者による歯磨きから、デンタルフロスの使用、そして電気エンジンによる歯面研磨、さらに超音波スケーラーの使用まで可能となった。

また、患者の成長に合わせ将来を考えて各段階に合わせた指導や処置を継続した。

■ 今後のヒント

晩期残存乳歯抜歯後の、萌出を迎える幼若永久歯の予防としてフッ化物洗口法を選択した。（図1）。

当初、フッ化物洗口法の練習では、洗口液の誤飲を恐れて口に含むことを拒否した。洗口のトレーニングとして、患者が好んで飲んでいるココアを少量ぶくぶくうがいに使用して、口に含んだ量と出した量が同量、あるいは唾液で少し多くなっていることを目視にて確認してもらい行った。その後、患者はフッ化物洗口が可能となり、現在まで8年間フッ化物洗口（毎日法）を継続している。

歯科に対して恐怖心をもつ患者は多いが、歯科の何に対して恐怖を感じているのかを把握することや、拒否した物事への代替案を提示することで、トレーニングをスムーズに行えることがある。

2. 知的能力障害② 歯磨き自立が困難な症例の管理計画

症例の概要
患者概要：25歳・女性（初診時3歳）。
主訴：う蝕予防と歯磨き指導の希望。
障害：知的能力障害（療育手帳A1）、右斜視、言語理解あり、発語は単語程度。
初診時所見：う蝕なし、清掃状態は不良。

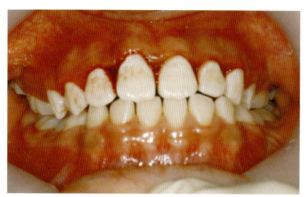

図1　全身麻酔時口腔内写真
2006年14歳。

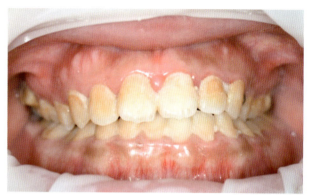

図2　全身麻酔時口腔内写真
2017年25歳。

■ 検査・診断

初診時はう蝕はないが、口腔清掃状態は不良で、う蝕活動性試験の結果は（++）pH 5.0 であった。

全顎的に歯質の脱灰を認め、臼歯部には深い小窩裂溝を確認できるため、う蝕のリスクは高いと考えられた。

■ 長期管理計画

歯面の白濁部位を実質欠損を伴うう蝕へ進行しないよう管理することを目標とした。

初診時は3歳で、歯磨きは全介助であった。プラークの為害性について保護者へ説明し、プラークコントロールの方法を指導した。乳臼歯へは積極的にフィッシャーシーラントを行った。来院ごとに専門的口腔清掃を行い脱灰部分の再評価、フッ化物の応用を行った。

就学期以降から来院時に恐怖心が強くなっている様子がみられるようになり、診療台に座れずプレイルームで歯磨きを行うようになった。口腔内の精査や口腔清掃が十分に行えず、家庭でも日常的に十分な歯磨きができない状況が続いているため、慢性的に歯肉炎があり、歯面に白濁を認めた（図1）。

本人への歯磨き指導は顎模型や絵カードなどを使用して行った。また、家庭ではフッ化物含有歯磨剤の使用を勧め、来院時には歯ブラシ法によりフッ化物の局所応用を行った。臼歯部の小窩裂溝はう蝕のリスクが高いと判断し、全身麻酔下でフィッシャーシーラントを行った。

成人期以降も診療台に座れない状況が継続している。本人への歯磨き指導は絵カードにより磨く部位を提示して行うが、手の動きが稚拙で歯ブラシ圧が弱く、効果的なプラーク除去はできていない。保護者による介助磨きは継続しているが、拒否があり十分な清掃効果が得られない。来院時に口腔内の精査が困難で通法下では専門的口腔清掃もできないため、全身麻酔下で精査を行い、白濁部への対応などの処置を行う。

現在（25歳）まで4本の第二大臼歯の小窩裂溝にう蝕を認めCR充填を行った。他の臼歯部の小窩裂溝にはフィッシャーシーラントを行い、平滑面の白濁部は実質欠損は認めていないが、日常的に口腔清掃が不良の状態でありリスクは継続している（図2）。

■ 本症例で考慮した点

食生活において初診時から特に問題点は認められなかったが、う蝕発生のリスクは高い状況が継続していたため、保護者へは常にシュガーコントロールの重要性を説明し理解を得られるようにした。

本人へ継続的に歯磨き指導を行っているが、今後も効果的にプラークを除去することを期待できないと考えられるため、介助者による介助磨きを継続できるよう保護者と本人への理解を求めた。就学期以降、口腔内の精査が困難な状況が続いたため、永久歯の萌出状況に合わせて歯科医師と協議し、全身麻酔下で必要な処置を1年から数年に1回行うこととした。

■ 今後のヒント

今後も日常的に清掃不良の状態が継続するため、う蝕発生のリスクに加えて歯周疾患のリスクが高くなることが予測される。歯周疾患の進行に注意し、日常のプラークコントロールの改善への働きかけを継続する。

また、診療台に座れない状態が継続しているため、その原因やアプローチの方法などを再考し進める必要があると思われる。

3．Down症候群　長期の管理で歯周疾患の進行を抑制

症例の概要

患　者　概　要：32歳・男性（初診時6歳）。
主　　　　　　訴：多数歯う蝕治療後の管理希望。
障　　　　　　害：Down症候群、重度の知的能力障害（療育手帳A2）。
初診時所見：$\overline{\text{E}}\,\text{C}_4$、$\dfrac{\text{E}+\text{E}}{\text{E-B}|\text{B-D}}\,\text{C}_2$、DMF歯率90.0%、歯ぎしり。

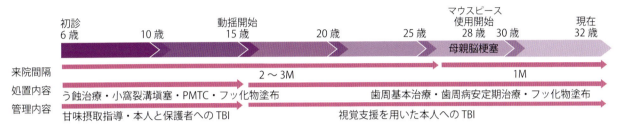

図1　長期管理状況

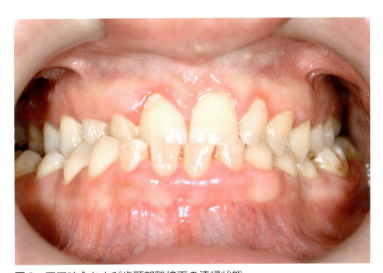

図2　不正咬合および歯頸部隣接面の清掃状態

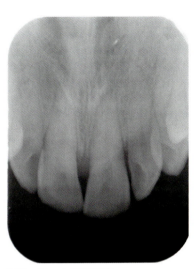

図3　エックス線写真
咬合性外傷による 1|1 2 根尖部の病変がみられる。

■ 検査・診断

患者は初診の後、多数歯重症う蝕のため全身麻酔下による治療がなされた。ジュース・甘味摂取が多くう蝕活動性試験の結果はpH4.4でう蝕活性度が高かった。

■ 長期管理計画

長期的管理状況を図1に示す。
15歳時に 1|1 に骨吸収および動揺を認めたため、歯周基本治療を開始した。歯周治療後は、歯周疾患の安定期治療に移行し1カ月間隔による定期歯周管理を実施した。また、化学的プラークコントロールは、フッ素洗口からクロルヘキシジン洗口剤へと変更した。さらに、歯ぎしりおよび上顎前歯部動揺への対応は咬合調整を行い、28歳時にマウスピースの使用を開始した。
現在う蝕は認めない。

■ 本症例で考慮した点

母親の脳梗塞後は自宅での介助磨きが困難と考え、短期間隔での管理とした。そして、患者へは、視覚支援を用いた絵カードによるブラッシングが可能であったため、自宅でも使用を試みた。
歯頸部や隣接面の清掃は困難であるが、ブラッシングの習慣化につながった（図2）。不正咬合への対応が遅くなったことで、上顎前歯部動揺の改善には限界がみられるが（図3）、咬合調整や昼夜のマウスピース使用で対応した。

■ 今後のヒント

長期の継続管理によって歯周疾患の進行を遅延させることができた。しかし、歯ぎしりや不正咬合による咬合性外傷への対応は、早期から保護者へ情報提供を行い治療の選択肢を残すよう支援する。
今後は、現状を維持するために、デブライトメントを中心とした専門的介入による継続的管理が必要である。

4. 脳性麻痺　33年間の継続管理は安心できる環境の提供が奏効

症例の概要

患者概要：51歳・女性（初診時18歳）。
主訴：歯の痛みを訴えての来院。
障害：知的能力障害を伴わない脳性麻痺、アテトーゼ型。
初診時所見：5｜診断不可、6｜、7 6｜C₂。

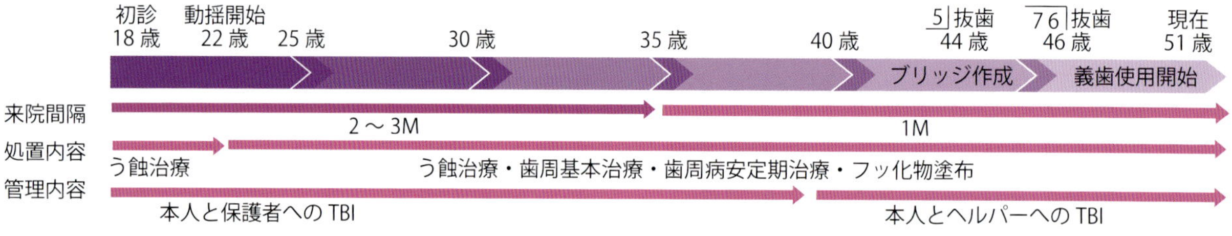

図1　長期管理状況

初診18歳 / 動揺開始22歳 / 25歳 / 30歳 / 35歳 / 40歳 / 5｜抜歯44歳 / 7 6｜抜歯46歳 / 現在51歳

ブリッジ作成 / 義歯使用開始

来院間隔：2〜3M / 1M
処置内容：う蝕治療 / う蝕治療・歯周基本治療・歯周病安定期治療・フッ化物塗布
管理内容：本人と保護者へのTBI / 本人とヘルパーへのTBI

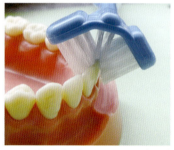

図2　特殊歯ブラシ（スーパーブラシ®）
舌側面・咬合面・頰側面を一度に磨くことが可能。しかし歯頸部には当たりにくい。

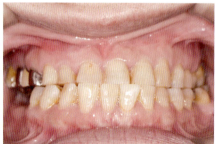

図3　現在の口腔内状況
著しい咬耗および歯頸部に成熟したプラークを認める。

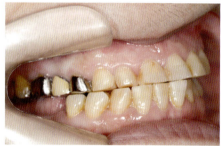

図4　咬合性外傷による欠損部位

■ 検査・診断

初診時の清掃状態は良好であった。ブラッシングは不随意運動のためストロークが大きく、手首を屈曲させて磨くことが困難なため、舌側・口蓋側面へ歯ブラシを当てることが困難であった。現在はブラッシングの自立は認めるものの、清掃効果は得られず保護者やヘルパーが歯ブラシや歯間ブラシを用いて介助磨きを実施している。

■ 長期管理計画

長期管理状況を図1に示す。う蝕治療後から34歳時までは、2〜3カ月間隔による定期歯周管理を実施した。当時患者は介助磨きを嫌がり、電動歯ブラシと下顎舌側、上顎口蓋側を磨くための特殊歯ブラシ（図2）によるブラッシング指導を実施した。下顎は唇側を電動ブラシ、舌側はストロークが大きいものの特殊歯ブラシで磨くことが可能であった。しかし、上顎は上肢を体幹から離して磨くことが困難で、電動歯ブラシは立てたまま唇側に当て、特殊歯ブラシは介助者が手を添える必要があった。

22歳時には、6｜に動揺度1度を認めた。また、31歳時には7 6｜に動揺を認め、7｜の咬合調整を行った。

35歳時には緊張が強くなり、清掃状態が悪化したため1カ月間隔の管理とした。この時期から保護者による介助磨きを受け入れるようになった。

51歳の現在のホームケアは、本人と保護者・ヘルパーによる介助磨きを実施しているが、歯頸部・隣接面のプラーク付着が著しい状況である（図3）。

■ 本症例で考慮した点

患者によるブラッシングは不十分であったが、自分でやりたいという気持ちを尊重し、歯科医院は専門的口腔ケアで支援した。また、SRP（scaling and root planning）は静脈内鎮静法下で行った。患者が安心して処置を受ける環境を提供したことで、33年間の継続管理につながったと思われた。しかし、継続管理の途中、咬合性外傷による歯槽骨の吸収や5｜の破折を防ぐことはできなかった（図4）。

■ 今後のヒント

今後は、患者の機能低下と保護者の高齢化に伴うケアの困難性を視野に入れた歯科管理が必要である。

5．精神障害　健康状態や精神状態に配慮が必要な症例

症例の概要

患者概要：23歳・男性（初診時20歳）。
主訴：う蝕処置希望。
障害：うつ病（大うつ病性障害）。
初診時所見：1|1 C_1、7|C_2、DMF－T3。

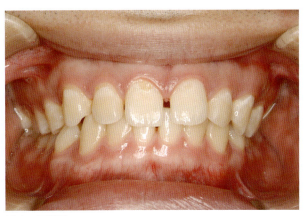

図1　初診時

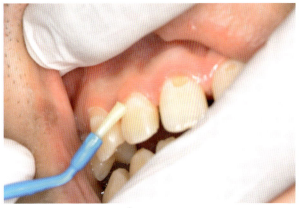

図2　PRGバリアコート®の塗布

■ 検査・診断

初診時は20歳。

近医からの紹介で母親とともに来院した。問診は、本人からは不可能であったため母親から行った。患者は、開口量が小さくエックス線撮影用のIPプレートが口腔内に挿入できないため、パノラマ断層エックス線写真撮影を行った。

視診およびエックス線診断の結果、1|1 C_1、7|C_2う蝕と上顎歯頸部の広範囲にわたる白濁を認めたため、口腔清掃指導と修復処置を行うこととした。

■ 長期管理計画

患者は、治療に際し大きな拒否はないが、開口量が小さく一横指半程度の開口量であった。治療は、7|にはグラスアイオノマーセメント修復と、1|1にコンポジットレジン修復を行った。

開口量が小さく、舌・口蓋側の歯磨きが困難であるため、可能な限り1〜2月ごとの来院を促しスケーリングや歯面研磨など、できる限りのクリーニングを行うようにした。

特に、歯ブラシの届きにくい大臼歯部舌・口蓋側部には、タフトブラシの使用を勧めた。白濁部が顕著な上顎歯頸部には、予防処置としてPRGバリアコート®（㈱松風）の塗布と全顎的なフッ化物塗布を行った。

患者は、うつ病で気分の浮き沈みが激しいこともあり、通院できなくなることを考慮し、家庭でフッ素配合歯磨剤の使用を推奨した。フッ化物洗口も検討したが、故意に飲んでしまうことを母親が心配したため、行わなかった。

気分や体調により来院できないこともあるが、定期的に来院してブラッシング指導やクリーニングを継続することで、新たなう蝕や歯肉炎などの発症は認められず、口腔の健康は保たれている。

今後も、患者の全身状態や精神状態など多くの物事に配慮しながら支援して行かなくてはならないと考える。

■ 本症例で考慮した点

修復処置が終了した後、う蝕の再発や白濁部の脱灰進行を予防するために定期的にブラッシング指導やフッ化物塗布など予防処置に重点をおいた。

現在まで、白濁部の脱灰の進行は認められず、自身も開口量が小さいことで大臼歯部の治療が困難なことを認識しているようで、日常の歯磨きを行っている。

来院時には、必ず母親と来院するので、体調やエピソードなどを聞き取り、処置時間などを考慮している。

■ 今後のヒント

うつ病はいったんうつ症状が発症すると、これまでに行ってきたことが困難になることがある。本患者は、うつ状態が悪化し、歯磨きをせず口腔清掃状態が不良となったことでう蝕が発生した。さらなる口腔内環境の悪化を考慮し、予防処置として白濁歯面に対してPRGバリアコート®の塗布を行った。PRGバリアコート®は、抗プラーク付着性、エナメル質の脱灰抑制作用やフッ素イオンのリチャージ、リリース作用があると報告されている。うつ症状により普段行えている歯磨きが困難になることも踏まえた予防処置が必要である。

CHAPTER 12

行動調整

1. 知的能力障害　異常絞扼反射に対する笑気吸入鎮静法の応用

症例の概要

- **患者概要**：29歳・男性。
- **現症**：ブラッシング時の歯肉出血。
- **障害**：知的能力障害、もやもや病、運動障害、異常絞扼反射。
- **初診時所見**：プラーク性歯肉炎、口腔清掃状態不良。

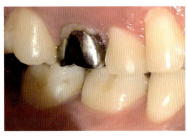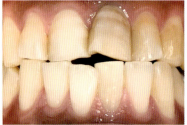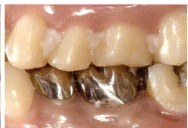

図1　初診時口腔内写真

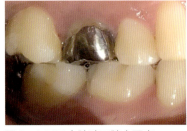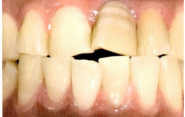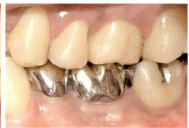

図2　3回目来院時口腔内写真

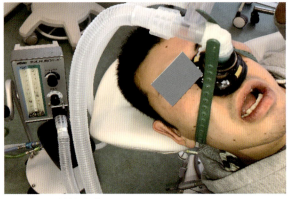

図3　吸入鎮静法時

■ 口腔の状態と計画

発達年齢は4歳代であった。口腔内診査を試みたところ、拒否行動はなかったが、頻回に異常絞扼反射がみられたため、臼歯部の診査やポケット測定が困難であった。

笑気吸入鎮静法（inhalation sedation：IS）により口腔内診査とポケット測定が可能となった。左側臼歯部の Plaque Index（Pl I）のスコアが2、隣接面部には食渣も認められた。GI（Gingival Index）は左側上下臼歯部でスコアが1、全顎歯周ポケットは3mm程度で、歯石沈着はなかった。またパノラマエックス線撮影で骨吸収像は認められなかったため、プラーク性歯肉炎と診断した。

知的レベルが4歳代であったが、プラーク性歯肉炎の目的で来院ごとの歯面清掃とセルフブラッシングと介助磨きの指導を計画した。

■ 治療

セルフブラッシングの指導目標の設定は左側臼歯部頬側隣接面・歯頸部のプラークコントロールとし、陽性強化を行った。1回目は左側臼歯部隣接面磨き指導、2回目は臼歯部歯頸部磨き指導、3回目はデンタルフロス指導の順に実施した。異常絞扼反射防止のため、バキュームは口腔前庭部（臼歯頬側側方）に挿入し、口峡部に触れないように吸引した。IS下での歯周基本検査、ブラシ型エアスケーラーを用いた歯面清掃に異常絞扼反射は起こらなかった。

■ 本症例で考慮した点

発達年齢は4歳代であり、通法による治療が可能と判断したが、異常絞扼反射があり、診査からISを併用した。

また、画像診断は口腔内にフィルム挿入しないパノラマエックス線撮影を選択した。

患者本人の発達年齢より、セルフブラッシングによりある程度は磨けると判断したが、清潔を維持する習慣の確立は困難であり、セルフブラッシングで清潔が確認されてから自立させるべきと考えた。

■ 今後のヒント

知的レベルの評価を発達年齢からみて、歯科治療への適応性とセルフブラッシングの能力を把握することができた。

しかし本症例は、異常絞扼反射があり、口腔内診査から40％ ISを実施し、一定の効果を認めた。ISは十分に時間をかけ、十分な鎮静状態を得たあとに診査や治療を開始することが重要である。

知的レベルが4歳であるため、指示により歯ブラシを届かせることができた。また、学習能力が備わっているので、積極的な指導を行ったところ、改善がみられ、口腔清掃状態では食渣はみられなくなった。

しかし隣接面・歯頸部のプラーク付着が3回の来院時すべてに認められ、PlIの改善には至らなかった。

このことから、TBI（tooth brushing instruction）の目標設定を臼歯部隣接面・歯頸部のいずれかにしぼり、どちらか一方のプラークコントロール徹底を可能とするように実施するべきであったと考えられた。

治療と身体抑制

わが国での障害者歯科診療においては、「身体抑制法」も行動調整のひとつとして応用されてきました。しかし、障害者権利条約の批准国となった今日では「身体抑制法」を見直す時期にきています。

日本障害者歯科学会の「歯科治療時の身体（体動）抑制法に関する手引き」では、身体抑制法を応用するときの適応要件として、

① 緊急性・切迫性があること
② 非代替性（客観的にみても、他に有効な方法がない場合）
③ 一時性（その診察、検査や処置のためだけの短時間、一時的な身体抑制であること）

以上の3条件について、評価、協議、検討したうえでの適用となります。

具体的な手続きは、

- 歯科治療時に適用する身体抑制法に関して各診療所などで申し合わせ事項をまとめておく、
- インフォームドコンセントを得る（障害のある患者本人や保護者、家族、介護者に対して身体抑制を行う目的、手段、時間とその長所や短所について説明し、理解と同意を得ておく必要があります）、
- 身体抑制法の適用と再評価を行う（診療中および直前、直後と帰宅後の状態などを観察したり聴き取ることで、為害性や副作用がなかったかについて評価すること。またその評価に基づいて、身体抑制法の適用の中止や継続について、スタッフと患者本人・保護者・家族・介護者とともに再検討し、決定することが大切です）、
- 身体抑制に関する記録を診療録に記載する（身体抑制の適用要件、使用に関する同意、診療直前、抑制中および抑制解除後と帰宅後の状態、有害事象や副作用の有無などについてなど）

となります。

身体抑制法を適用するときの注意事項は、

- 透明性の確保（保護者や家族、介護者が客観的に観察している状態で歯科治療を行い、バイタルサインをモニターするなど注意を払う）
- リスクマネジメントとしての身体抑制と歯科医師の研鑽義務（身体抑制によって心身に侵襲を加えるものである以上、常にリスクを伴うものであり、医療従事者は常に研鑽義務が課されています）
- 身体抑制法とノーマライゼーション（身体抑制下で処置を行うときは、①優しく対応することを基本とする、②説明し手順をみせ理解させながら行う、③完全無痛的に処置を行い可及的に不快体験をさせない、④成功体験をさせて行動変容を促すよう支援する、⑤身体抑制法を過剰適応とならないようにする）

以上の点を考慮する必要があります。

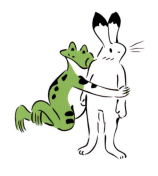

2. 難病　医療的ケアを実施している保護者との医療面接の重要性

症例の概要

患　者　概　要：3歳8カ月・女児。
主　　　　　訴：保育園の歯科検診にて要経過観察歯を指摘されたので診てほしい。
障　　　　　害：先天性中枢性低換気症候群。
初 診 時 所 見：BA|ABエナメル質形成不全、う蝕。

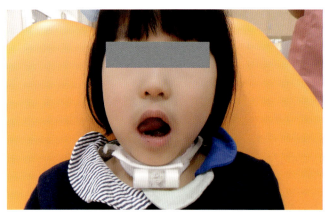

図1　初診時顔貌

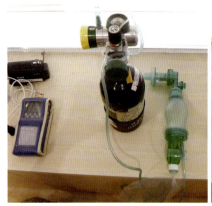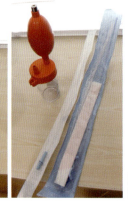

図2　パルスオキシメーター、酸素ボンベ、吸引器具
医療的ケアを実施している保護者が用意している。

■ 口腔の状態と計画

患者は気管切開され、気管カニューレが挿入されていた（図1）。口頭での指示可能で、口腔内診査は可能であった。TSD法（tell shall do法）、10カウント法にてエックス線写真撮影を実施し、う蝕を認めた。

■ 治療

まず歯面清掃を実施したが、拒否があり号泣し、泣くと息を止める癖があるため一気にチアノーゼがみられたが、保護者が息を吸うように誘導するとすぐに回復した。

特に就寝時には呼吸不全になるため人工呼吸器を装着しているとのことであった。

内科主治医より呼吸状態の管理下であれば覚醒下の歯科治療は可能とのことであり、モニター管理下および酸素投与下に徒手抑制での治療を検討したが、当センターの設備は患者に合うものがなかったため、保護者にパルスオキシメーター・酸素ボンベ・吸引器具（図2）の持参を依頼した。

治療当日は持参した酸素ボンベを気管切開部のカニューレにつなぎ、呼吸状態を監視しながら徒手抑制にてレジン充填処置を実施し、低酸素状態に陥ることなく治療を終了した。

■ 本症例で考慮した点

患者は、低酸素状態に陥りやすいことが一番の問題点であり、当センターには患者に合った機材がなかったため、当センターのような診療所よりも、三次医療機関での治療が適当であるとも考えられた。

しかし、保護者は患者の疾患に対する病識が深く、医療的ケアも日常的に実施しており、患者の容態の変化に敏感で、低酸素状態に陥ったときの対応が適切に実施可能であると判断した。保護者との医療面接が非常に重要であった。

■ 今後のヒント

本症例の発症率は5〜20万人に1人というきわめてまれな疾患であり、低酸素状態に陥りやすいという問題点があったが、保護者から十分に問診を行い、適切な治療方針を立案することが重要であると考えられた症例であった。

治療に必要な行動調整

　地域で障害のある方の歯科治療を行ううえで問題となる事項は、表のとおりですが、そのなかで多いのが、①協力が得られない、②静止できない、③コミュニケーション困難の3つです。障害者歯科の高次医療機関への紹介患者は、知的能力障害を有する人が最も多い傾向です。この3つを歯科治療時にコントロールするのが行動調整です。つまり行動調整とは、「安全で確実な歯科治療が行えるよう患者の心身の状態を調整していくための方法」です。

　行動調整のために最も重要なのは、個々の患者の理解です。障害特性、精神年齢（発達年齢）、パーソナリティー、表出される行動の理解などですが、歯科治療への適応性（受け入れ）と最も関連するのは、精神年齢です。精神年齢を評価し、協力性が引き出せる確率を検討し、使用する行動調整法を決めます。障害のある方は、自分の意思を言葉で伝えることができない人が多くいます。しかし、彼らは嫌なことは行動で表します。奇声を発する、騒ぐ、手を出す、診療台から起き上がる、診療台から待合室へ行く、座り込むなどの行動を起こします。これらの行動は、「私は、その歯科治療が嫌だ！」と表現しています。これを無視せず、受けとめたうえで行動調整法を本人や保護者と一緒に検討することが必要です。

　行動調整法には、意識下の対応法として通法、行動療法（心理学的対応）、身体抑制法、薬物的対応法（笑気吸入鎮静法、前投薬による鎮静法、静脈内鎮静法）などがあります。精神年齢（発達年齢）が3歳未満の人は、意識下の対応法で安全で不快な思いをさせないで歯科治療を行うことは困難です。その場合、意識喪失下の深鎮静法、静脈麻酔法、全身麻酔法を選択されます。どの施設でも意識喪失下の対応法ができるわけではないので、地域の歯科医院では限界があります。緒方克也先生が「障害者歯科医療は無理なく、無駄なく」と言われています。地域で最も重要なのは、健康管理です。診療台に仰臥位になり、口腔内診査ができるのは、発達年齢が2歳代の人からできます[1,2]。「介助磨きを受け入れられる」[3]、「一人で食べることができる」、「上着を脱ぐ」、「靴をはく」などができれば、口腔内診査を受け入れることができます[1,2]。口腔内診査ができれば、歯面清掃もでき、保健指導もできます。これが地域で最も重要な役割です。局所麻酔が必要な歯科治療については、保護者や本人と話し、高次医療機関へ紹介する選択肢を提示することが必要です。必要な情報を提供しない場合、説明義務違反に問われることがあります。

　しかしながら、自院での歯科治療を保護者や本人が希望した場合、身体抑制を行わざるを得ないこともあります。身体抑制法の要件に関する手引き[4]を確認し、適切な説明を行い、同意を得ることが必要となります。適切な説明下での身体抑制法については、多くの保護者が満足しているというアンケート結果を得ています。信頼関係を維持して対応することが医療の基本です。

　地域の歯科医院で安心して歯科的健康管理を実施していくためには、バックアップする障害者歯科の高次医療機関の整備が不可欠です。紹介先がなければ、地域の先生が無理を承知で身体抑制法下に歯科治療を実施せざるを得ません。障害者歯科医療は、地域全体の問題と捉え、多くの関係者と連携していくことが大切です。

表　地域における障害者歯科治療の難しさ

①協力が得られない
②静止できない
③コミュニケーション困難
④行動障害（障害特性）
⑤呼吸、循環管理に問題
⑥治療時に症状発現（発作、骨折）
⑦歯科的健康が周囲環境に委ねられる

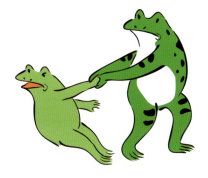

【参考】
1) 髙井経之, 他. 小児の口腔内診査に対するレディネス. 小児歯科学雑誌 1997. 35: 36-40.
2) 髙井経之, 他. 発達障害児の口腔内診査に対するレディネス. 障害者歯科 2002. 23: 27-32.
3) 小笠原 正, 他. 寝かせ磨きに対する幼児の適応性. 小児歯科学雑誌 1990. 28: 899-906.
4) ガイドライン検討委員会. 歯科治療時の身体（体動）抑制法に関する手引き. 障害者歯科 2018. 39: 45-53.

3．重症心身障害　開口保持困難、側彎、上腸間膜動脈症候群への対応

症例の概要

患　者　概　要：20歳・女性。身長120cm、体重16.5kg、BMI 11.5。
主　　　　　訴：上顎前歯の審美性の回復を希望し来院。
障　　　　　害：最重度知的能力障害、孔脳症、脳性麻痺（痙直型）、てんかん（West症候群）、四肢拘縮、側彎、上腸間膜動脈症候群。
初　診　時　所　見：多数歯う蝕。

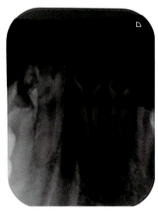

図1　初診時エックス線写真

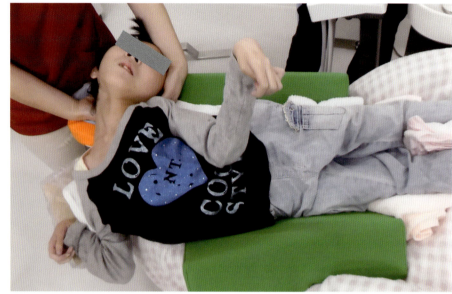

図2　体位の検討

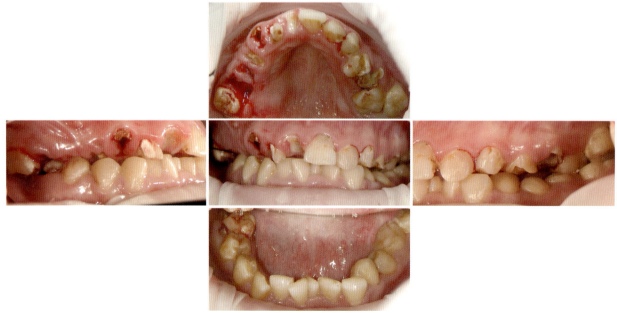

図3　全身麻酔時の口腔内写真

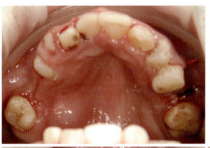
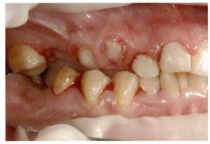
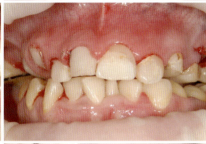
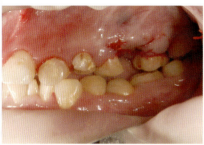
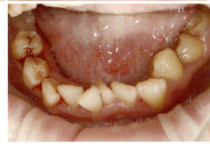

図4 全身麻酔終了時の口腔内写真

■ 口腔の状態と計画

　前歯は、スプーンを噛んだことにより破折していた。患者から歯科治療への協力を得られず、前歯部のエックス線写真撮影のみ可能であった（**図1**）。

　右側を中心に、歯冠崩壊がみられたが、これは上腸間膜動脈症候群発症時に激しい嘔吐が繰り返されたためと考えられた。

■ 治療

　上腸間膜動脈症候群は十二指腸水平脚が、圧迫され、狭窄・閉塞をきたす疾患で、一般的には腹部術後や体重減少に伴って発症し、腹痛、腹部膨満感、嘔気・嘔吐などの症状がみられる。

　重症心身障害者においては背景として低体重・側彎があり、体調不良で容易に栄養摂取が困難となり、さらなる体重減少を引き起こすことが考えられる。

　そのため、三次医療機関にて入院下での全身麻酔下集中歯科治療を保護者へ提案したが、保護者は家庭環境の問題などから通院が困難であり、徒歩圏内である当センターでできる治療を実施してほしいとの強い希望があった。

　側彎の状態などから、治療は車いす上で、保護者同席のうえで実施することとし、まず、抑制下・モニター管理下にて治療を開始したが、開口器を使用すると、血中酸素飽和度の低下、脈拍の急激な上昇がみられ、体動もさらに著しくなる状態であったため内科主治医と相談のうえ、静脈内鎮静下での治療を実施した。

　体動の減少と脈拍は安定し、右側上顎犬歯までの治療は可能になったが、臼歯部の治療はできなかったため、日帰り全身麻酔下での治療を計画した。

　内科主治医へ術前検査を依頼し、全身麻酔が実施可能であることを確認し、緊急時の受け入れについても依頼した。歯科用ユニットへ移乗してからの気道確保のために低反発クッションの利用などで体位の安定を図った（**図2**）。

　口腔内は、突発的な不随意運動による歯の破折を繰り返す可能性が高く、補綴物が脱離すると、誤嚥の危険性が高いと考えられた。

左側で咬合位が保たれていたため、抜歯後の補綴は行わず、歯の挺出による嚙み込みを防ぐために残根を一部保存し、前歯部はレジン充填により審美性の回復を図った。

　日帰り全身麻酔は2回実施し、特に問題なく終了した（**図3、4**）。

■ 本症例で考慮した点

　本症例では開口保持が困難であること、側彎による体位の安定、ストレスによる上腸間膜動脈症候群の発症が問題点であり、治療方法の選択に難渋したが、内科主治医と相談しながら治療計画を立案していった結果、安全に治療を施行することができた。

■ 今後のヒント

　安全に必要な医療を提供するためには、患者の全身状態と口腔内の状態だけでなく、歯科治療を実施するうえでの問題点を明らかにし、内科主治医と連携をとりながら、実施することが重要である。

MEMO

参考文献

CHAPTER 1. う蝕の診断と治療、歯冠修復

2. 自閉スペクトラム症①
1) 白川哲夫. 齲蝕. 日本障害者歯科学会編. スペシャルニーズデンティストリー 障害者歯科. 東京: 医歯薬出版; 2009. 270-271.
2) 八若保孝. 不正咬合. 日本障害者歯科学会編. スペシャルニーズデンティストリー 障害者歯科. 東京: 医歯薬出版; 2009. 271-274.
3) う蝕治療ガイドライン作成小委員会. 深在性う蝕における歯髄保護. 日本歯科保存学会編. う蝕治療ガイドライン. 第2版 詳細版. 京都: 永末書店; 2015. 105-112.
4) う蝕治療ガイドライン作成小委員会. 露髄の可能性の高い深在性う蝕. 日本歯科保存学会編. う蝕治療ガイドライン. 第2版 詳細版. 京都: 永末書店; 2015. 113-38.

2. 自閉スペクトラム症②
1) Meurman JH, ten Cate JM. Pathogenesis and modifying factors of dental erosion. Eur J Oral Sci. 1996; 104: 199-206.
2) Fredericks DW, Carr JE, Williams WL. Overview of treatment of rumination disorder for adults in a residential setting. J Behav Ther Exp Psychiatry 1998; 29: 31-40.
3) 斎藤義朗, 松井 農, 金子かおり, 他. 重症心身障害者にみられた反芻・嘔吐に対する選択的セロトニン再取り込み阻害剤の効果. 脳と発達 2003; 35: 349-352.

3. 知的能力障害
1) 林美喜子, 秋山茂久, 上田甲寅, 他. 大学病院障害者歯科外来受診者の摂食に関するアンケートの結果. 障歯誌 2000; 21: 231-238.

4. Down 症候群
1) 松崎 哲, 松崎文子, 内田 淳, 他. 障害をもつ患者さんが来院したら ダウン症. 歯界展望 2012. 119: 720-721.
2) 植田郁子, 高野知子, 小松知子, 他. 施設入所中の40歳以上のダウン症候群の口腔内状況に関する調査. 障歯誌 2014: 633-639.

CHAPTER 2. 抜歯の診療と処置

1. 障害児の抜歯治療
1) 久保寺友子, 村上旬平, 森崎市治郎. スペシャルニーズ各論. 日本障害者歯科学会編. スペシャルニーズデンティストリー 障害者歯科. 第2版. 東京: 医歯薬出版; 2017. 170-172.
2) 岡田芳幸. スペシャルニーズ各論. 日本障害者歯科学会編. スペシャルニーズデンティストリー 障害者歯科. 第2版. 東京: 医歯薬出版; 2017. 164-167.
3) 須貝昭弘. ホームドクターによる子どもたちを健全歯列に導くためのコツ. 東京: クインテッセンス出版; 2015. 134-135.
4) 小野博志. 乳歯の外傷とその影響. 口病誌 1987; 54(3): 551.

2. 自閉スペクトラム症①
1) 清水將之. 子供の精神医学ハンドブック. 第2版. 東京: 日本評論社; 2010.
2) 江草正彦. 自閉スペクトラム症・自閉スペクトラム障害(autism spectrum disorder: ASD). 日本障害者歯科学会編. スペシャルニーズデンティストリー 障害者歯科. 第2版. 東京: 医歯薬出版; 2017. 48-52.
3) 森主宜延, 金城幸子, 他. 障害者における第三大臼歯の歯科医療問題に対する症例検討による考察. 小児口腔外科 2005; 15(2).

2. 自閉スペクトラム症②
1) 金子明寛, 青木隆幸, 池田文昭, 他. JAID/JSC感染症治療ガイドライン 2016－歯性感染症－. 日化療会誌 2016; 64: 641-646.
2) 安藤めぐみ, 池谷裕二, 小山隆太. 自閉スペクトラム症とてんかん. 日薬理誌 2016; 146: 121-122.

3. 知的能力障害②
1) 森崎市治郎. 歯髄処置. 日本障害者歯科学会編. スペシャルニーズデンティストリー障害者歯科. 第2版. 東京: 医歯薬出版; 2017. 279-285.

6. 重症心身障害
1) 福田邦明, 中川義信. 重症心身障害児(者)における粗大運動能と死亡原因の関係について. 脳と発達 2013; 45: 38-43.
2) 田中総一郎. 重度な障害のある子どもの呼吸障害とそのケア. 日本小児呼吸器疾患学会雑誌 2007; 18: 89-93.
3) 倉田清子. 高齢期を迎える重症心身障害児の諸問題. 脳と発達 2007; 39: 121-125.

CHAPTER 3. 歯内療法の診断と処置

1. 自閉スペクトラム症①
1) 五十嵐 勝, 北島佳代子. 歯根未完成歯の歯内療法の考え方. 日本歯科大学新潟生命歯学部歯科保存学第1講座: 日歯保存誌 2017; 60(4): 191-196.
2) 中村 洋, 中田和彦, 北村成孝. アペキシフィケーションとアペキソゲネーシス. エンドドンティクス21 歯内療法カラーアトラス. 京都: 永末書店; 2008. 43-49.
3) Webber R.T. Apexogenesis versus apexification. Dent Clin N Am 1974; 28: 669-670.
4) 下野正基: 東京歯科大学 Revascularization(再生歯内療法)の課題と可能性. 日歯内療誌 2004; 38(1): 1-12.

1. 自閉スペクトラム症②
1) 穂積由里子, 後藤申江, 髙橋 温, 他. 発達障害者における口腔習癖の実態調査. 障歯誌 2004; 25(3): 336.

2. 知的能力障害②
1) Pavone P, Ruggieri M, Lombardo I, et al. Microcephaly, sensorineural deafness and Currarino triad with duplication-deletion of distal 7q. Eur J Pediatr 2010; 169: 475-481.

3. Down 症候群
1) Deepika S, Deepika B, Chowdhry A, et al. Dentofacial and Cranial Changes in Down Syndrome. Osong Public Health Res Perspect 2014; 5: 339–344.
2) Atsuo A, Jumpei M, et al. Etiologic factors of early-onset periodontal disease in Down syndrome. Japanese Dental Science Review 2008; 44: 118-127.

4. 脳性麻痺
1) 関 愛子, 水野和子, 石倉行男, 他. 重症心身障害者の咬合と脊柱側湾との関係. 障歯誌 2011; 32: 597-601.

CHAPTER 4-1. 歯の修復と補綴治療―歯冠補綴

1. 自閉スペクトラム症②
1) Randall RC. Preformed metal crowns for primary and permanent molar teeth: review of the literature. Pediatr Dent; 24(5):489-500, 2002.

2. 知的能力障害
1) 高橋典章, 末瀬一彦, 阪本義典, 他. 固定性加工義歯次第装置としてのMODインレーおよび支台歯の有限要素法による3次元応力解析. 補綴誌 1978; 22: 6-14.

3. Down 症候群②
1) 穂坂一夫, 猪口裕尚, 正田行穂, 他. ダウン症候群における歯冠長と比較した歯根長の検討. 障歯誌 2004; 25: 572-576.
2) 田中英一. あなたの医院に障害をもつ患者さんが来院されたら？ 第5回 ダウン症. デンタルハイジーン 2014; 34: 994-997.

4. 脳性麻痺①
1) 森崎市治郎. スペシャルニーズのある人の歯科治療Ⅲ スペシャルニーズのある人の歯冠修復の特徴. スペシャルニーズデンティストリー 障害者歯科. 日本障害者歯科学会編. 東京: 医歯薬出版; 2009. 299-305.

4. 脳性麻痺②
1) 佐藤一望. 脳性麻痺の二次障害. リハビリテーション医学 2001; 38: 775-783.

CHAPTER 4-2. 歯の修復と補綴治療―欠損補綴

2. 知的能力障害②
1) 田中陽子. 補綴的対応. 日本障害者歯科学会編. スペシャルニーズデンティストリー障害者歯科. 東京: 医歯薬出版; 2017. 298-302.

2. 知的能力障害③
1) 小笠原 正, 笠原 浩, 福沢雄司, 他. 心身障害者の有床義歯に関する臨床的研究 第2報 パーソナリティとの関連―数量化Ⅲ類による分析―. 障害者歯科 1987; 8: 33-43.
2) 渡辺佳樹. 知的障害者における義歯装着の適応について―施設入所者でのパーソナリティとの関連―. 障害者歯科 1998; 19: 281-288.

3. Down 症候群①
1) 小笠原 正, 伊沢正彦, 渡辺達夫, 他. 心身障害者の有床義歯に関する臨床敵研究. 第1報. 有床義歯使用の可能性について(数量化Ⅱ類による検索). 障歯誌 1986; 7: 21-53.
2) 小笠原 正, 笠原 浩, 福沢雄司, 他. 心身障害者の有床義歯に関する臨床的研究. 第2報. パーソナリテイーとの関連―数量化Ⅲ類による分析―. 障歯誌 1987; 8: 33-44.

3. Down 症候群③
1) 久保寺友子, 村上旬平, 森崎市治郎. スペシャルニーズ各論. 日本障害者歯科学会編. スペシャルニーズデンティストリー 障害者歯科. 第2版. 東京: 医歯薬出版; 2017. 170-172.

4. 脳性麻痺①
1) 山下秀一郎. パーシャルデンチャーで補綴治療を行う際に部分欠損歯列をどう診るか？ 日補綴会誌 2017; 9: 87-93.
2) 佐藤一望. 脳性麻痺の二次障害. リハビリテーション医学 2001; 38: 755-783.
3) 池田正人. 臨床・ドットコム 咬合治療とTMD咬合に起因する頸椎症の治療をとおして. DENTAL DIAMOND 2009; 34: 143-152.

4. 脳性麻痺②
1) 尾崎康子, 野村修一. 可徹性有床補綴装置の脳性麻痺患者への応用. 補綴誌 2003; 47: 629-634.
2) 吉田和子, 郷真奈武, 平井利弘, 他. 脳性麻痺患者の義歯使用についての検討―歯科衛生士の果たす役割(抄). 障歯誌 2013; 34: 222.

4. 脳性麻痺③
1) 小笠原 正, 笠原 浩. 心身障害者における有床義歯の使用状況と限界. 障害者歯科 1985; 6: 200.
2) 緒方克也. 障害者における有床義歯症例の検討. 障害者歯科 1982; 3: 49-57.
3) 尾崎康子, 野村修一. 可撤性有床補綴装置の脳性麻痺患者への応用. 補綴誌 2003; 47: 629-634.

4. 脳性麻痺④
1) 名原行徳, 手島 渉, 濱田泰三. 障害者のブリッジ破折を修復した2症例. 広大歯学 2002; 34: 97-101.

6. 精神障害①
1) 森崎市治郎. 歯冠修復. 日本障害者歯科学会編. スペシャルニーズデンティストリー 障害者歯科. 第2版. 東京: 医歯薬出版; 2017. 291-302.
2) Periodontics for Special needs Patients. 長田 豊, 和泉雄一編. 障害者・有病者の歯周治療. 東京; デンタルダイヤモンド社: 2017. 114-115.

6. 精神障害②
1) 田中陽子. 補綴的対応. 日本障害者歯科学会編. スペシャルニーズデンティストリー 障害者歯科. 東京: 医歯薬出版; 2017. 298-302.

7. 脳血管障害（中途障害）
1) 平塚正雄, 大山祐子, 吹春 香, 他. 腹部X線写真撮影により偶然発見された脳血管障害患者における長期腸内滞留歯科異物の一症例. 老年歯学 2004; 18(4): 328-331.
2) 平塚正雄. 脊髄損傷. 日本障害者歯科学会編. スペシャルニーズデンティストリー 障害者歯科. 第2版. 東京: 医歯薬出版; 2017. 81-89.

CHAPTER 5. 矯正歯科の診断と治療

1. 自閉スペクトラム症②
    1) 山本淳一, 楠本千枝子. 自閉スペクトラム障害の発達支援. Cognitive Studies 2007; 14: 621-639.
    2) 稲見健一郎, 小原はるみ, 福井 朗, 他. 口腔内外に自傷行為を繰り返した小児心身症の1例. 小児口腔外科 1998; 8: 34-37.

1. 自閉スペクトラム症③
    1) 福田 理. 第4章 障害者に対する矯正歯科治療の実際. 後藤滋巳, 槇宏太郎, 石川博之, 他編著. 幼児期・学童期からの矯正歯科治療 乳歯・混合歯列期の不正咬合と障害児への対応. 東京: 医歯薬出版; 2012. 172-189.
    2) 名和弘幸, 山内香代子, 柳瀬 博, 他. 本格矯正のトレーニングを兼ねた咬合誘導処置を行った不正咬合を有する自閉スペクトラム症児の一例. 障歯誌 2016; 37: 426-431.
    3) 名和弘幸. 歯列不正 先天異常への対応. 日本障害者歯科学会編. スペシャルニーズデンティストリー 障害者歯科. 第2版. 東京: 医歯薬出版; 2017. 308-315.

2. Down 症候群
    1) 福田 理. 第4章 障害者に対する矯正歯科治療の実際. 後藤滋巳, 槇宏太郎, 石川博之, 他編著. 幼児期・学童期からの矯正歯科治療 乳歯・混合歯列期の不正咬合と障害児への対応. 東京: 医歯薬出版; 2012. 172-189.
    2) 名和弘幸, 藤原琢也, 溝口理知子, 他. 障害児の矯正歯科治療可能な適応年齢に関する検討. 障歯誌 2014; 35: 16-21.
    3) 名和弘幸. 歯列不正 先天異常への対応. 日本障害者歯科学会編. スペシャルニーズデンティストリー 障害者歯科. 第2版. 東京: 医歯薬出版; 2017. 308-315.

3. 口唇口蓋裂
    1) 福田 理. 第4章 障害者に対する矯正歯科治療の実際. 後藤滋巳, 槇宏太郎, 石川博之, 他編. 幼児期・学童期からの矯正歯科治療 乳歯・混合歯列期の不正咬合と障害児への対応. 東京: 医歯薬出版; 2012. 172-189.
    2) 名和弘幸. 歯列不正, 先天異常への対応. 日本障害者歯科学会編. スペシャルニーズデンティストリー 障害者歯科. 第2版. 東京: 医歯薬出版; 2017. 308-315.
    3) 石川博之. 20章 他科との共同による治療. 相馬邦道, 飯田順一郎, 山本照子, 他編. 歯科矯正学. 第5版. 東京: 医歯薬出版; 2008. 311-317.
    4) 髙橋庄二郎. 口唇裂・口蓋裂の基礎と臨床. 日本歯科評論 1996: 321-330.

CHAPTER 6. 歯周疾患の診断と治療

1. 知的能力障害②
    1) 秋山茂久. 歯周治療. 日本障害者歯科学会編. スペシャルニーズデンティストリー 障害者歯科 第2版. 東京: 医歯薬出版, 2017. 286-291.
    2) Periodontics for Special needs Patients. 長田 豊, 和泉雄一編. 障害者・有病者の歯周治療. 東京: デンタルダイヤモンド社; 2017. 74-78.

1. 知的能力障害③
    1) 大久保直登, 中川宏治, 武田宏司. 咀嚼 (mastication) と歯根膜幹細胞 (periodontal ligament stem cell). G.I.Research 2014; 22: 370-372.

2. Down 症候群①
    1) 池田正一, 小松知子. Down症候群患者の歯科治療. 日本障害者歯科学会編. 障歯誌 2006. 27: 105-113.
    2) 秋山茂久. 歯周治療. 日本障害者歯科学会編. スペシャルニーズデンティストリー 障害者歯科. 第2版. 東京: 医歯薬出版; 2017. 286-291.

2. Down 症候群③
    1) 三宅正人. Ⅱ 細菌検査のエビデンスと実際. 2 利用価値と評価の基準 歯周治療における細菌検査の診断基準; 細菌検査を用いた歯周治療のコンセプト リスクコントロールとしての抗菌療法. 東京: 医学情報社; 2005. 32-38.
    2) 竹内博朗, 花田信弘. Ⅲ 抗菌療法のエビデンスと実際. 2 細菌検査と抗菌療法の臨床応用(2). 3DSと化学療法による歯周病関連菌の除菌; 細菌検査を用いた歯周治療のコンセプト リスクコントロールとしての抗菌療法. 東京: 医学情報社; 2005. 134-146.
    3) 秋山茂久. 歯周治療. 日本障害者歯科学会編. スペシャルニーズデンティストリー 障害者歯科. 東京: 医歯薬出版; 2009. 249-294.

3. 脳性麻痺
    1) 秋山茂久. 歯周治療. 日本障害者歯科学会編. スペシャルニーズデンティストリー 障害者歯科. 第2版. 東京: 医歯薬出版; 2017. 286-291.
    2) Periodontics for Special needs Patients. 長田 豊, 和泉雄一編. 障害者・有病者の歯周治療. 東京: デンタルダイヤモンド社; 2017. 49-50.

CHAPTER 7. 口腔と顔面の外傷

1. Down 症候群
    1) 日暮 眞. 成人ダウン症候群の療育環境と問題点. チャイルドヘルス 2013; 16: 571-573.
    2) 白石 愛, 吉村芳弘, 鄭 丞媛, 他. 高齢入院患者における口腔機能障害はサルコペニアや低栄養と関連する. 日本静脈経腸栄養学会雑誌 2016; 3: 711-717.

4. 脳性麻痺③
    1) 髙橋秀寿, 半澤直美. 脳性麻痺の合併症と治療. 診療ガイドライン委員, 脳性麻痺日本リハビリテーション医学会, 編. 東京: 金原出版; 2014. 37: 195, 230.

CHAPTER 8. 歯科疾患の治療計画

1. 自閉スペクトラム症②
    1) 山本愛美, 中川 弘. 自閉症患者へのブラッシング指導における視覚支援の効果と継続的支援による学習効果. 障歯誌 2013. 34: 12-18.
    2) 原野 望, 佐合徹平, 布巻昌仁, 他. 当科における歯科治療への協力を得ることが困難な患者に対する行動調整法についての実態調査. 障歯誌 2017; 38: 64-68.
    3) 佐野哲文, 立花太陽, 小出明子, 他. 上顎前歯部埋伏過剰歯の臨床的検討. 小歯誌 2014; 52: 487-492.

2. 知的能力障害①
    1) 蓜島弘之. スペシャルニーズ各論. 日本障害者歯科学会編. スペシャルニーズデンティストリー 障害者歯科. 第2版. 東京: 医歯薬出版; 2017. 44-47.
    2) 緒方克也, 柿木保明. 地域医療と障害者歯科, 歯科衛生士教本障害者歯科. 京都: 永末書店; 2014. 29-32.

2. 知的能力障害②
    1) 森崎市治郎. 歯冠修復. 日本障害者歯科学会編. スペシャルニーズデンティストリー 障害者歯科. 第2版. 東京: 医歯薬出版; 2017. 291-302.

2. 知的能力障害③
    1) 髙井経之, 小笠原 正, 塚田久美子, 他. 障害者の口内法X線撮影に対する適応性に関与する要因の検討. 松本歯学 1995; 21(2): 195-201.
    2) 小笠原 正, 笠原 浩, 穂坂一夫, 他. 精神発達遅滞者の歯科治療時における行動管理の研究―歯科治療への適応に対するレディネスについて. 障歯誌 1989; 10(1): 26-34.
    3) 髙井経之, 他. 小児の口腔内診査に対するレディネス. 小児歯誌 1997; 35(1): 36-40.

6. 重症心身障害者
    1) 舟橋満寿子. 脳性麻痺の嚥下障害―小児科の立場より―. 日気食会報 1998; 49: 411-416.
    2) 倉田清子. 高齢期を迎える重症心身障害児の問題―年齢を重ねる重症児(者)の臨床的特徴―合併症と死亡原因の検討―. 脳と発達 2007; 39: 121-125.

CHAPTER 9. 予防処置

1. 障害児の予防処置
    1) 緒方克也. 障害者の齲蝕予防は歯科衛生士のやりがいのひとつ. 歯科衛生士のための障害者歯科. 第3版. 東京: 医歯薬出版; 2015. 202-218.

2. 自閉スペクトラム症①
    1) 江草正彦. 自閉スペクトラム症・自閉スペクトラム障害(autism spectrum disorder; ASD). 日本障害者歯科学会編. スペシャルニーズデンティストリー 障害者歯科. 第2版. 東京: 医歯薬出版; 2017. 48-52.
    2) 河野政樹. 発達障害コミュニケーション初級指導者テキスト. 第1版. 広島: AMWEC JAPAN ; 2015. 57.

3. 知的能力障害
    1) 下岡正八, 五十嵐清治, 苅部洋行, 他. 新小児歯科学. 東京: クインテッセンス出版; 2009. 183-184.
    2) 秋山茂久. 歯周治療. 日本障害者歯科学会編. スペシャルニーズデンティストリー 障害者歯科. 東京: 医歯薬出版; 2009. 281-283.

4. Down 症候群
    1) Cohen M. M., Winer A. R., Sh1clar G. Oral aspects of Mongolism, part 1. Periodontal disease in mongolism, Oral Surg. Oral Med. Oral path 14: 92-107.

6. 統合失調症
    1) 尾鷲登志美, 太田有光, 大坪天平, 他. 統合失調症における強迫性障害のcomorbidity. 強迫性障害の研究 2004; 5: 81-88.

CHAPTER 10. 歯科保健指導

1. 自閉スペクトラム症①
    1) 加藤真莉, 久保田一見, 本間敏道, 他. 反芻・嘔吐反射癖を有する自閉スペクトラム患者を精神科と連携して行った一症例. 障歯誌 2017; 38: 341(抄).

2. 知的能力障害
    1) ヴィゴツキー(Vygotsky L.S.). 障害児発達・教育論集. 東京: 新読書社; 2006.

3. Down 症候群①
    1) 日本摂食嚥下リハビリテーション学会医療検討委員会. 訓練法のまとめ(2014版). 日摂食嚥下リハ会誌 2014; 18: 55-89.

3. Down 症候群②
    1) 池田正一, 黒木良和. 口から見える 症候群・病気. 日本障害者歯科学会編. 2012. 138-141.
    2) 秋山茂久. 歯周治療. 日本障害者歯科学会編. スペシャルニーズデンティストリー 障害者歯科. 東京: 医歯薬出版; 2009. 294-299.
    3) 沼部幸博, 齋藤淳, 梅田誠. 歯周病学. 京都: 永末書店; 2016. 93-99.

6. 脳血管障害（中途障害）
    1) 藤本 弾. 重度脳血管疾患者に対する知覚－運動アプローチ 重度脳卒中者への作業療法. 作業療法ジャーナル. 東京: 三輪書店; 2016. 50(4): 315-321.
    2) 川上永子, 杉原勝美, 西川智子. 歯磨きに対する利き手交換訓練―訓練効果を得るための実施期間―. 四條畷学園大学 リハビリテーション学部紀要. 第4号. 2008. 19-27.

CHAPTER 11. 長期的な管理計画のたて方

1. 自閉スペクトラム症
1) 和泉雄一, 長田 豊監著. Periodontics for Special needs Patients 障害者・有病者の歯周治療. 東京: デンタルダイヤモンド社; 2017. 152-160.

2. 知的能力障害①
1) 小林茉利奈, Myers 三恵, Myers Michael W., 他. 歯科恐怖症患者への対応. Dental Medicine Research 2014; 34: 45-48.

3. Down 症候群
1) 池田正一, 小松知子. Dowm症候群患者の歯科医療. 障歯誌 2006; 27: 105-113.

5. 精神障害
1) Shimazu K, Oguchi R, Takahashi Y, et al. Effects of surface reaction-type pre-reacted glass ionomer on oral biofilm formation of Streptococcus gordonii. Odontology 2016; 104: 310-317.

CHAPTER 12. 行動調整

1. 知的能力障害
1) 三井達久, 小笠原 正, 磯野員達, 他. 亜酸化窒素吸入鎮静法における臨床症状の発現時間 歯科治療前の吸入時間は何分必要か？ 障歯誌 2016. 37(2): 127-133.
2) 高井経之, 小笠原 正, 野村圭子, 他. 小児の口腔内診査に対するレディネス. 小歯誌 1997. 35(1): 36-40.
3) T Ogasawara, Watanabe T, Kasahara H. Readiness for toothbrushing of young children. J. Dent. Child 1992. 59: 353-359.

3. 重症心身障害
1) 瀆 陽子, 宮内美和, 他. 上腸間動脈症を伴う孔脳症患者の歯科治療経験. 第34回日本障害者歯科学会総会および学術大会(抄).障歯誌 2017; 38(3): 271.

さいごに

　まず症例を提供いただいた患者さまをはじめとして歯科医師や歯科衛生士諸氏に感謝を申し上げる。

　障害者歯科医療の特異性は、①全身管理のスペシャルニーズ、②診断、治療経過、処置のスペシャルニーズ、③行動の調整とコミュニケーションのスペシャルニーズ、そして、④歯科保健のスペシャルニーズの4点にある。

　そこで本書で取り上げたのは原則として②と④のテーマであった。中でも「これはどう治療しようか」と困ったときに参考にしていただくというところに、本書の「狙い」があった。ということから、本書の著者は障害者歯科の現場で日々多くの症例と向き合っている歯科医師、歯科衛生士にお願いした。症例が各著者から届き、日常の障害者歯科に従事する歯科医師や歯科衛生士の苦労が手に取るようにうかがい知れる。ところが、それらを読ませていただくと、当初の狙いから少々ずれていて、単なる症例の羅列にならないかとの危惧が生じたため、編集委員間で協議し、視点を共有して整理し著者と調整する作業を続けた。

　障害者の歯科治療は障害の種類と程度によってさまざまであり、同じ診断名であっても処置の方法や治療計画は症例によって異なることが多い。そのため、治療例をまとめて書籍にすることは困難であった。なぜなら、その治療はそのときの一つの方法であり、それが普遍的で正しいという根拠が曖昧なためである。

　これまでの障害者歯科医療では、行動の調整上、あるいは治療機会の制限上便宜的、暫間的な処置にとどめても致し方ないという考えが通っていた。あるいは、それが障害者歯科の一面であり少しでも多くの障害への歯科サービス提供を考えると、理想的であることだけでなく必要な歯科治療を優先させる必要があるとする考えがあった。たとえば病院歯科の一部では継続的な治療が不可能という理由で、通常は保存的治療を行う歯を抜歯するという極端なケースも少なくなかった。また、患者さま本人や保護者もそれを仕方ないとして希望していたという時代が続いていた。今回、この臨床例を編集するにあたってその考えの名残や地域の事情が改めて感じられた。

　2014年、わが国は国連の障害者権利条約を批准し、福祉、教育はすべてこの条約に沿った制度を導入し、法律の整備、新設を行った。たとえば、障害者虐待防止法、障害者差別解消法、合理的配慮、患者さまの意思決定支援などすべて障害者の権利擁護という考え方に沿ったものである。これからの障害者歯科医療も患者さまである障害者に主体性をおいた、言い換えれば患者の権利擁護の上に立つ歯科医療を提供することが求められている。そこでは「障害があるから仕方ない」や「遠隔地からの通院が困難だからやむを得ない」という理由は排除されなければならない。そのために医療環境の地域格差や人権意識の地域格差を解消する努力が必要であることは論を俟たない。

　障害者歯科医療の臨床編としての初の書籍が多くの障害者と先生方の協力によって成し得られたことに編集委員を代表して感謝したい。至らぬ点はひとえに編集委員である私の力不足であり、その責任を重く受け止めている。本書が障害者歯科の臨床に従事する先生方を通して、多くの障害者の口腔の健康に役立つよう祈り、編集者を代表して謝辞としたい。

2018年 初夏
編集責任者
緒方 克也

この度は弊社の書籍をご購入いただき、誠にありがとうございました。
本書籍に掲載内容の更新や訂正があった際は、弊社ホームページ「追加情報」
にてお知らせいたします。下記のURLまたはQRコードをご利用ください。

http://www.nagasueshoten.co.jp/extra.html

障害者の歯科治療 臨床編　　　　　　　　　　　　　　　　　　　　　　ISBN 978-4-8160-1352-2

Ⓒ 2018. 9. 30　第1版 第1刷　　　　　編　　集　一般社団法人日本障害者歯科学会
　　　　　　　　　　　　　　　　　　発 行 者　永末英樹
　　　　　　　　　　　　　　　　　　印 刷 所　株式会社サンエムカラー
　　　　　　　　　　　　　　　　　　製 本 所　新生製本株式会社

発行所　　株式会社　永末書店

〒602-8446　京都市上京区五辻通大宮西入五辻町 69-2
（本社）電話 075-415-7280　FAX 075-415-7290　　（東京店）電話 03-3812-7180　FAX 03-3812-7181

永末書店 ホームページ　http://www.nagasueshoten.co.jp

＊内容の誤り，内容についての質問は，編集部までご連絡ください。
＊乱丁・落丁の場合はお取り替えいたしますので，本社・商品センター(075 - 415 - 7280)までお申し出ください。

・本書の複製権・翻訳権・翻案権・上映権・譲渡権・貸与権・公衆送信権（送信可能化権を含む）は、株式会社永末書店が保有します。
・本書を代行業者等の第三者に依頼してスキャンやデジタル化することは、たとえ個人や家庭内の利用でも著作権法違反です。
　いかなる場合でも一切認められませんのでご注意ください。

JCOPY　＜(社)出版者著作権管理機構 委託出版物＞

本書の無断複写は著作権法上での例外を除き禁じられています。複写される場合は、そのつど事前に、(社) 出版者著作権管理
機構（電話 03-3513-6969、FAX 03-3513-6979、e-mail: info@jcopy.or.jp）の許諾を得てください。